精准饮食抗癌智慧

畅销书《癌症只是慢性病：何裕民教授抗癌新视点》
《生了癌，怎么吃：何裕民教授饮食抗癌新视点》
著者最新力作

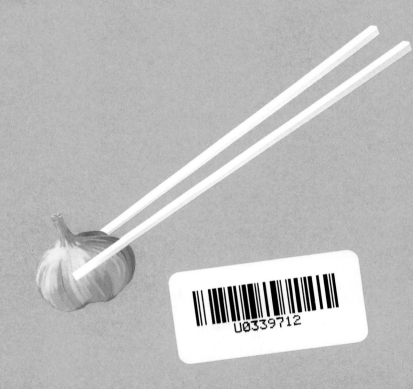

U0339712

生了食管癌，
怎么吃

主　审：何裕民

主　编：孙丽红　梁治学

副主编：杨洪霞　田瑞菁

编　委：高芳芳　蹇妮彤　吴艳萍　程　涛　洪　丽　徐　婕

C·IS K 湖南科学技术出版社·长沙

序

孙丽红与梁治学两位博士、教授主编的《生了食管癌，怎么吃》问世了，十分宽慰，欣然作序，为贺。

（一）

该书主编之一的孙丽红教授，是笔者多年前指导的在职攻读博士。她原本是医科大学医疗系毕业，当时已在上海中医药大学从事与饮食健康相关的教学工作，醉心于肿瘤与饮食关系的深入探究，所做的博士课题就是常见癌症与饮食的关系。当时，对此类话题感兴趣者很少。博士期间她开创性地进行了实证研究，得出了令人瞩目的结论，可指导芸芸众生从治疗走向康复。她博士毕业后便一直从事营养学教研工作，同时在全国各地奔走，研究、讲学及科普饮食抗癌知识，希望通过饮食调控来帮助百姓防范肿瘤，远离癌症，更好地康复。她的实证性研究弥补了国内相关研究的空白，故多年来一直是这领域的佼佼者、引领者及影响广泛的倡导者，特别是她还致力于现代媒体（包括各地电视台等）的科普宣传，让普罗大众知晓相关知识的同时，也使她成为该领域的"网红"。

梁治学博士也是笔者的博士研究生，他是西北人，中西医兼通，博士毕业后仍在甘肃医学院从事教学、临床及科研等工作，并醉心于临床诊疗。多年下来，临床经验丰富，在患者中口碑甚佳，求治者甚多。西北地区食管癌依然高发，他临床诊疗不少此类患者，很有经验，近些年与孙丽红博士合作，共同主编了《生了食管癌，怎么吃》，可以说是营养学与临床医疗双界专家的珠联璧合，呼应匹配，确实可为诸多食管癌患者提供明确的饮食及康复指导。

（二）

说起食管癌，历史上中医学有四大难治之症——"风"（中风、偏瘫）、"痨"（肺痨、结核）、"臌"（臌胀、腹水）、"膈"（噎膈、食管癌），噎膈（食管癌）就置于其列。可见，过去食管癌既常见，又难治。在我们从事肿瘤治疗之初（20世纪80年代初），癌症患者中食管癌患者还是十分常见的，它占临床肿瘤患者的一二成，尤其是来自农村的、上了年纪的、精瘦的老人，很可能就是晚期食管癌。笔者1980年治疗了一位来自山东学生的祖母，该学生的祖母其老家是山东农村的，专程来上海肿瘤医院求治，但因为失去手术指征，化疗又不很主张（那个时代医师对食管癌化疗很谨慎：一则那时候化疗药物落后，副反应大，二则效果差，三则当时医师不像今天这般汲汲于化疗）；常倾向于让老人回去想吃就吃点算了。显然，当时的上海医师不太主张她再接受创伤性治疗。学生心不甘，找到笔者。笔者也直言相告，手术化疗不考虑，放疗可以在当地做。如果中医药治疗后，老人噎膈症状能有所改善，放疗也宜暂缓。好在老人除噎膈外，没有其他明显不适，且她文化水平低，耳背，也听不懂我们说的。我们就用中医药方法，加上食道粉（一种吞服用的粉剂，重点改善噎膈症状），也没跟她明说，就告诉老人，你这里（食管）"发炎"了，是因为性急，吃饭狼吞虎咽之故，才发炎了；回去后吃东西要慢慢地，最好细嚼慢咽，不能吃烫的、辣的，多吃糊状的；大约前后改了三次方，不久，该学生出国而失联了。直到15年后（2003年），我们搬到了新校区，该学生重新来校，找到笔者，来谢我，说起老人还活着，已快90岁了，除消瘦，吃饭很慢，其余尚可。老人一直不知情。看来，不知情很是关键。

此后，陆陆续续，我们门诊部接受了1 200多例食管癌患者。其中，江苏太仓、淮阴、盐城等地的患者中都有不少此癌患者单纯以保守治疗，效果相当不错。因为他们离上海近，复诊方便，也勤于复诊，故印象比较深刻。如有一位如东男性患者，背略驼，原先酗酒，确诊为晚期食管鳞癌，没法手术，放疗到一半，受不了，患者自己终止了，借助中医药康复至今，已20年了，且90多岁了，本人很少再来上海，但其子女及亲戚中有人成为笔者的患者。老头现在活得不错，能吃干馍馍，但不能吃快，吃快了就不舒服。故总体上，本病合理善后的话，预后不错。

历史上，食管癌患者临床曾经很常见。但世纪之交后有所下降。然而，近几年又有所抬头，但类型似乎有所变异。对此，后面会做出分析。

（三）

通俗意义上，癌症可分为富癌和穷癌两大类：所谓"富癌"就是营养过剩，代谢亢奋，摄入过多导致的癌症；这类癌在肠、肝、乳腺、卵巢、胰腺、前列腺、肺等器官的癌变中比较常见。还有一类是"贫癌"，则是生活方式粗糙、营养不良、营养素不够等所导致的癌变；典型的如阴道、食管癌变等。若依此区分，食管癌则是典型的贫癌。它的区域分布就很有特征，主要见于农村、贫穷地区、经济欠发达地区。当然，本病还有区域集聚现象。众所周知，全球食管癌最高发地区在河南林州。据研究，有些地方还可能和水质有关系。生活方式粗糙、营养素不够、膳食纤维欠缺，则是带有共性的致病因素。因此，就一般意义而言，以前多见的食管癌患者，大多有几大特征：一是营养不良，生活潦倒贫寒，蛋白质、脂肪等摄入不足。二是生活方式粗糙，性急毛躁，吃饭很快，狼吞虎咽。三是喜欢吃烫的、辣的，包括高度烈性酒及抽烟等，还有喜欢喝烫茶。四是新鲜果蔬及膳食纤维摄入不足，包括有些地方长期食用腌制品等。

大概 20 世纪 90 年代中后期起，食管癌这类患者临床似乎有所减少，只见于 60 岁以上老人，年轻人中这种类型比较少见。这又与中国临床癌症谱的改变一致。现在中国食管癌已从原先癌症发病率排序（癌症谱）的第 3、第 4 位，退居到第 8、第 9 位以后，甚至有的地方进不了前十位，就是从根本上加以防范的功绩。因此，从生活方式做起，各方面加以调控，对食管癌的整体防控，意义突出。

对于这些患者，强调需注意四点：①适当慢一点。性子放慢，所有行为都放慢一点，吃饭一定主张细嚼慢咽。②别吃烫的、辣的、太粗糙的食物，改进不良行为习惯。同时强调戒烟戒酒。③减少对食管黏膜的损伤。现在生活条件改善了，应讲究粗粮细做精做，这对修复食管黏膜有益。而我们认为修复食管黏膜最常用的方法，就是鼓励每天多吃一点新鲜的果蔬汁，借新鲜果蔬里的大量维生素及膳食纤维，修复及改善食管黏膜，长期坚持，自有大益处。④食管癌患者多多少少夹带着焦躁情绪，如何改善焦躁，也是重要环节之一。对此，可试用的方法很多：早期，中医药及抗癌治疗的同时，兼顾抗焦虑之剂，无论中西医药物，均可采用；中期，一旦病情控制，指导患者可以适当学学正念疗法等，也是大有帮助的。这一方法并不深奥难学，稍微认真学习都可以自我掌握。但此类疗法只有长期坚持，才会突显其明显抗癌及促进长期康复的效果。

（四）

进入新世纪以来，另一种类型的食管癌患者似乎明显增多，笔者把他们归结为几大特点：年纪比较轻的、好酗酒应酬的、不吃蔬菜水果的；常常因过量酗酒，酒精烧灼伤而导致的食管癌变；且往往见于经济刚刚起飞的地区，文化层次相对不太高的人群中。笔者曾经历过一个案例，让我沉思良久：一个安徽来的年轻人，也就 35～36 岁，有一帮子年轻人陪同而来，都是同年龄段的，他的夫人一边数落、责怪陪同来的那些朋友，一边述说着；她的先生（也就是患者）以前身体好好的，前几天因为不适，医院一查，傻眼了，食管癌、口腔癌、鼻咽癌、喉癌，一查出来就是四个癌，已没有手术机会了，且无从下手治疗。笔者一看，无语！肯定是天天喝酒，且是喝烈性酒。的确如此，他老婆臭骂着那些朋友，都是你们害的，他这些年几乎不吃饭，一觉睡到下午，就开始喝酒，喝到烂醉回家，一般都是凌晨两三点了；倒头就睡，睡到次日下午，继续喝，维持两三年了。结果就是这种情况。联想起前几年网上还在比拼，某位能喝一斤白酒，某位则两斤、三斤，据说最高能喝到六斤……那哪是喝酒取乐，那是自杀！现临床食管癌患者和以前相比，年轻化了（以前一般患本癌症的在60岁左右，现30岁左右的不少），以前营养不良为多，现在以酗酒、抽烟，不吃饭的为多（不是因为穷，而是《黄帝内经》说的"以酒为浆，以妄为常"）。非常典型的生活方式造成的癌症。而且，在知识分子中类似情况也不少见。如数年前上海复旦大学高薪引进一位学界精英，50岁出头，在多个学科中很有造诣，他非常潇洒，上课含着烟斗，抽的是雪茄（笔者在上海某报纸上看到他时，照片上也是含着烟斗）；每天不吃饭，只喝茅台酒；而且，逢人就以此（茅台酒代替进食）引以为豪。某天，酒后爆发剧烈胃痛，送医院检查发现，食管下端胃上端穿孔，大出血，晚期食管加贲门癌！家属邀笔者去会诊，他本人是复旦大学的，而肿瘤医院也属于复旦系的，校方想努力抢救，但手术已不可能，就一次化疗，还没有来得及喝中药，便再次诱发消化道穿孔，大出血，紧接着再抢救，无果，不治身亡，一颗学界新星坠落，可不悲乎！

因此，生活条件改善了，但生活方式也需跟上，首先健康意识需改进，这也是与时俱进。否则，疾病会换一种方式折腾人们！

（五）

2016年，笔者结合数万例临床诊疗癌症得失经验，写了《抗癌力：何裕民教授抗癌之和合观》，封面上就总结说："与癌症的博弈，并不只在于用好药，花大钱；而在于充分发挥自身的抗癌力。"其中，饮食及生活方式调控，就是重要环节之一。书中记载了一例十分典型的食管癌患者，近期还来看笔者，十多年了，他的食管生癌及康复故事，对于本书主题来说，是非常好的现身叙事。

2011年前后，某先生，身材高大，一表人才，不到五十，自报家门，是老张的同乡（浙江某地人），知道老张康复故事（老张是世纪之交的肝癌患者，笔者及上海医师中西医结合，从死亡线上拉了回来）后，专程来找笔者。

当时他愁眉苦脸直白地告诉笔者：他是当地某机关的领导，因为吃东西不舒服，在浙江一医院检查，做了食管镜和活检，发现食管中段有异常隆起、充血，局部溃烂，病理诊断是鳞癌，而且吞咽困难，很明显是食管癌无疑了。当时笔者说："你先做个手术吧！再来找我。"但他死活不肯，说坚决不做手术。笔者说："你可以做个放疗！"他也不干，对笔者说："我就想单用中医药治疗。"

笔者觉得奇怪和纳闷：一个四十多岁的人，明明知道自己生了食管癌，居然什么积极治疗都不干？机关干部的，至少知书达理，怎么会这样坚决？他说："我就相信中医药！你就给我治吧，不管好坏，我肯定不会找你麻烦！"

笔者对他说："那我们说好条件：第一，彻底改变好应酬的习惯（当时，党的"八项规定"尚未颁布），戒烟戒酒。第二，膳食结构必须改变，以抗癌食谱为主，我给他制订食管癌食疗方。第三，必须三个月做一次钡餐造影，半年做个食管镜检查，以免恶化！"他完全应诺，说："我心里明白，这个病，就是天天喝酒吃肉、抽烟造成的，一定痛改坏习惯。"不久后，中央八项规定出台了，他的确能够坚决执行及努力改正。

他也很守信用，开始一个半月一复诊，三个月一检查，没太大变化，只是体重轻了五六斤，毕竟吃素为主了，原先肥肥胖胖的，现在倒更精神了。六个月后，食管镜也没有太大变化，但基底部似乎小了，隆起不明显了，自我症状也像是消失了。一年后，食管镜检查，隆起斑块已消失，组织病理完全正常。两年后更是十分平整，已无法察觉当时痕迹了。仅仅以中医药加生活方式调整，竟获得临床痊愈，还真的算是一类奇迹。

一次，他偷偷问笔者："我还能有性生活吗?"笔者说："为什么不可以?!"三四年后，一次结束门诊时，他主动道出了真相：为什么当时他不想手术，不接受化放疗？因为他不想让任何人知道他生了癌！原来，他仕途上还有上升空间，一旦他人知道他生了癌，做手术、做放化疗必须病休，他仕途就彻底完了，他想赌一把，结果成功了，他成了正职领导。笔者事后想起，他每次都是最后看的，而且，总是侠客一样的，独来独往！原来如此！这似乎有点可笑，但却很欣赏他的毅力。毕竟，他完全成功了！

这也说明癌症自愈（含食管癌及胃癌等）并非不可能！很多情况下，有坚定信念，合理方法，多环节调整，有助于兑现。而且也佐证了食管病变与饮食关系至为密切——饮食涉及两大环节：一是吃什么，二是怎么吃——前者是饮食物的科学及营养与否问题，本书有全面且权威的涉及介绍，阅读有益；后者则是饮食行为的健康适度与否问题，食管癌患者的摄食行为需要优化，本书也详细介绍了。包括在"序"中我们强调几点：

①所有行为都放慢一点，吃饭一定细嚼慢咽。

②别吃烫的、辣的、太粗糙的食物。

当然，我们还有一类独门绝活，笔者倡导且自我奉行了20多年：即每天坚持服用果蔬汁，借新鲜果蔬里的大量维生素及膳食纤维，修复及改善食管及胃肠黏膜，长期坚持，大有帮助，笔者自身就是受益者。

书中所言，都是源自临床现实案例及第一线研究成果，包含着成功及失败等的经验教训，难能可贵，开卷有益。

上海中医药大学教授、博士生导师

中华医学会心身医学分会前任会长　何裕民

中国健诺思医学研究院创始人

2024 年 1 月 3 日

前言

　　本书两位主编都师从于上海中医药大学博士生导师何裕民教授。孙丽红老师读博期间在何裕民教授（即本书的主审）的指导下，进行了数千例癌症与饮食关系的研究，得出了很多有意义的结论。近年来，孙丽红老师应邀在全国各地做了200多场饮食抗癌讲座，听者云集。2012年6月出版发行了《生了癌，怎么吃：何裕民教授饮食抗癌新视点》（主审：何裕民教授），并于2016年又修订出版了第二版，充实了许多新的观点、数据、资料和实例。梁治学教授，从事中医临床和教学三十多年，发表论文近百篇，主持参与科研十余项，主编参编专著教材十多部，对癌症尤其是食管癌与饮食关系进行了大量的临床研究，有着丰富的临床经验。

　　《生了癌，怎么吃：何裕民教授饮食抗癌新视点》自出版发行以来，广受好评，发行量屡创新高。此书先后被中国书刊发行业协会评为"2012—2013年度全行业优秀畅销书"，被中国图书商报评为"2012年度畅销书"，荣获出版商务周报评定的2012年风云图书"年度风云生活书提名奖"。这些都确立了此书在中国民众饮食防控癌症中的历史性地位，很大程度上对推广肿瘤科学饮食、中医食疗药膳文化等，起到了积极的推进作用。

近年来，世界范围内和我国食管癌的发病率和死亡率一直处于高位，该病的发生与环境因素、遗传易感性、生活条件、不良饮食行为等有关。饮食是否合理影响着我们的健康，尤其对于与饮食息息相关的食管癌来说，"吃什么"和"怎么吃"就显得更加重要。但临床中很多患者不知道该怎么吃，有很多认识误区，由此而引发的悲剧不胜枚举。因此，患者及家属急需得到科学、权威、实用且针对性强的饮食指导。

为了给患者更加针对性的饮食指导，帮助患者提高生活质量和临床疗效，我们在《生了癌，怎么吃：何裕民教授饮食抗癌新视点》的基础上，针对食管癌患者推出个性化的精准营养方案和饮食指导，使得患者能更加详细地了解食管癌的饮食原则和食疗方法等。

本书首先指出我国是食管癌的高发国，并详细分析了食管癌的高发原因，同时提醒大家关注食管癌的"三早"——早发现、早检查、早诊断。从"吃出来"的食管癌和食管癌吃什么好的正反两方面，详细介绍了饮食与食管癌的关系。同时从食管癌的中医辨证施膳和对症调膳角度，推荐了实操性强、实用的食疗方，便于患者采纳。从因人、因地、因时的三因施膳角度，详细探讨了食管癌不同人群、地区和季节的饮食原则和内容。并根据患者不同治疗时期，如手术期、化疗期、放疗期和康复期提出精准饮食措施。最后通过食管癌患者常见的饮食误区，如患者消瘦需要吃蛋白粉吗，胃口不好吃点腐乳可以吗，等等，进行一一辨析，纠正且深化了人们对食管癌与饮食的全新认识。

本书是继何裕民教授的《癌症只是慢性病：何裕民教授抗癌新视点》和孙丽红的《生了癌，怎么吃：何裕民教授饮食抗癌新视点》后的最新力作，书中结合了何裕民教授和笔者大量的临床案例，详细告诉患者生了食管癌后，到底该怎么吃。相信本书能给广大食管癌患者在饮食方案的选择上提供有力的帮助！

　　本书的完成，很大程度上得益于广大患者的支持！在此，对所有的食管癌患者和广大读者表示衷心的感谢！感谢何裕民教授在本书编写过程中给予的大力支持和悉心指导！感谢在本书编写过程中给予帮助的各位朋友！

孙丽红　梁治学

目 录

食管癌临床之 ABC / 013

五 借东方智慧以纠治食管癌 / 063

食管癌患者的饮食误区 / 151

附录 患者主观整体评估（PG-SGA）/ 163

中国：食管癌高发之国

食管是消化管道的一部分，一旦出现病变，就会影响进食。而近些年来，世界范围内和我国食管癌的发病率和死亡率一直处于高位，而且发病呈现区域性分布，严重危害人类健康。我国食管癌发病率如此之高与环境因素、基因遗传、不良饮食行为等有着密切的关系。

中国：食管癌高发和高死亡率的国家之一

食管是消化管道的一部分，上连于咽，沿脊柱椎体下行，穿过膈肌的食管裂孔通入胃，全长约 25 厘米。众所周知，食管的主要作用是向胃内推进食物；而且食管黏膜湿润而光滑，黏膜上有 7～10 条纵行皱襞，凸向内腔，有助于液体下流和食物推送。一旦食管出现病变，就会影响进食，进而导致健康出现问题。如食管癌，就是世界一些国家和地区常见的消化道恶性肿瘤。

食管癌是原发于食管、主要起源于食管上皮组织的恶性肿瘤，以鳞状上皮癌多见。食管癌的发病率近些年一直处于高位。根据世界卫生组织国际癌症研究机构（IARC）发布的2020年全球癌症负担数据显示：2020年新增食管癌患者60.4万例，位列全球癌症发病人数的第8位；2020年全球癌症死亡病例996万例，其中食管癌死亡54.4万例，位居全球癌症死亡人数的第6位（图1、图2）。

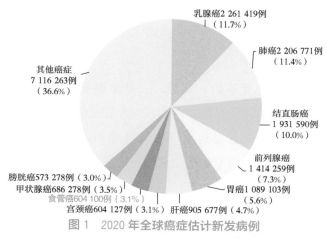

图1 2020年全球癌症估计新发病例

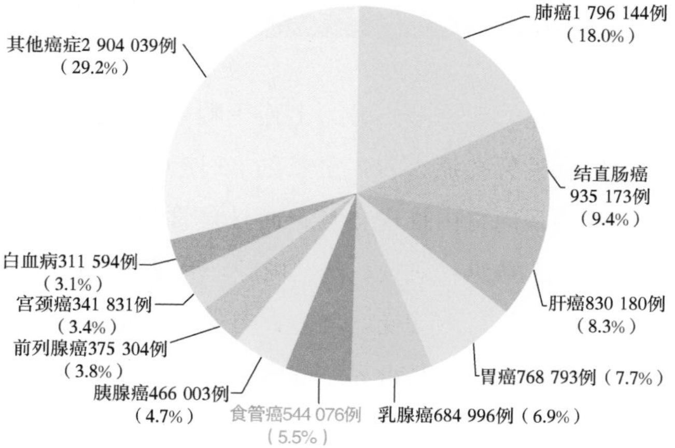

图2 2020年全球癌症估计新发死亡病例

数据来源：刘宗超，李哲轩，张阳，等．2020全球癌症统计报告解读［J］．肿瘤综合治疗电子杂志，2021，7（2）：1-14．

中国：食管癌的高发国

我国是食管癌的高发国家，也是世界上食管癌高死亡率的国家之一。根据世界卫生组织国际癌症研究机构发布的 2020 年全球最新癌症负担数据显示：2020 年中国癌症新发病例 457 万例，其中食管癌新发 32 万例，位列新发癌症的第 6 位；2020 年中国癌症死亡人数 300 万人，其中食管癌死亡人数 30 万人，居癌症总死亡人数的第 4 位。食管癌如此之高的死亡率，对人类健康造成了严重危害。

从中医肿瘤名家何裕民教授及其团队数十年临床观察（尽管缺乏系统的统计资料），我们发现早先的此病患者以农村地区的为多数，且以老（区）、少（数民族）、边（疆）、（贫）穷地区的患者为主，且一般年龄都偏大，都是五十岁以上，很多都是老年人。所以我们称其为"贫癌"。但这一趋势近年来有所改变，容后文细述。

男性食管癌发病高于女性

从性别来看，食管癌的发病率和死亡率也存在差异。从世界范围来看，男性食管癌发病率和死亡率高于女性。2020 年全球男性新发癌症 1 007 万例，占新发癌症的 52%，其中男性食管癌新发病例 42 万例，位列全球男性新发病例数的第 7 位。2020 年全球男性癌症死亡 553 万例，占总数的 56%，其中男性食管癌死亡 37 万例，占男性癌症总死亡人数的第 6 位。

而女性食管癌发病人数未进全球女性新发癌症病例的前十位。2020 年全球女性癌症死亡 443 万例，女性食管癌死亡 17

万例，占全球女性癌症总死亡人数的第 9 位。由此可见，世界范围内男性食管癌发病率高于女性；虽然女性食管癌发病率未进前十，但死亡率却不低。

世界范围内食管癌的发病男性高于女性，中国也是如此，男性新发食管癌人数约为女性的 2.2 倍，男性食管癌死亡人数约为女性的 2.3 倍。如 2020 年中国男性新发癌症病例 248 万例，其中男性食管癌新发病例 22 万例，占男性癌症总发病人数的第 5 位。2020 年中国男性癌症死亡病例数 182 万，其中男性食管癌死亡 21 万例，占癌症总死亡人数的第 4 位。

而 2020 年中国女性新发癌症病例数 209 万，女性食管癌新发 10 万例，占女性癌症总发病人数的第 8 位。2020 年中国女性癌症死亡病例数 118 万，女性食管癌死亡 9 万例，占女性癌症总死亡人数的第 6 位。

之所以男性食管癌高发于女性，很多研究认为，与男性饮酒、吸烟、饮食不规律等因素有关。

食管癌：发病呈现区域性分布

从全国食管癌的发病地区分布来看，食管癌的发病率有其独特的地理分布特点，主要体现在以太行山南段的河南、河北、山西三省交界地区的发病率最高，可达 32/10 万，局部食管癌发病率甚至比全世界平均水平高出 100 倍左右。如河南的林州市（林县）、河北的磁县和涉县、山西的太行山脉，这些地方都是食管癌的高发区。另外，如乌鲁木齐的泗河地区、广东省的潮汕和梅州地区，这些也都是常见的食管癌高发区。此外，山东、江苏、福建、安徽、湖北、陕西等地也有相对集中的高发区。

河南省是我国食管癌高发省份，有数据显示，2017 年河南省新发食管癌 33 860 例，死亡 25 581 例，食管癌发病率为 31.28/10 万，男女发病率比为 1.73：1；河南省 2017 年食管癌死亡率为 23.63/10 万，男女死亡率比为 1.88：1。虽然 2010—2017 年期间，河南省的食管癌发病率及死亡率呈下降趋势，但仍然高于全国平均水平，负担仍然较重。

何以中国食管癌如此高发

上述中国食管癌高发的数据，令人触目惊心。那为何中国食管癌发病率如此之高，与哪些因素有关呢？

通过何裕民教授及其团队多年的临床经验和病例资料数据统计表明，食管癌的确切病因虽然尚不清楚，但该病的发生与环境因素、遗传易感性、生活条件、不良饮食行为等密切相关，并且不是单一因素引起的疾病，而是多因素综合作用的结果，这与国内外研究和已有资料完全一致。

与环境因素有一定关联性

现在很多报道指出，食管癌的高发与环境有一定的关系。亚硝酸盐与二级胺作为亚硝胺的前体物，可呈稳定形态广泛分布于环境中，而亚硝胺是已被广泛认知的一种强致癌物质。在达到"冲击量"的情况下，可在很短的时间内诱发肿瘤。

有研究指出，在一些食管癌高发病区，如河南省林州市、河北省磁县等地的饮用水中，硝酸盐的含量明显高于低发病区，这可能与农药、化肥的过量应用以及大量焚烧秸秆等造成地表土壤与饮用水氮污染有关。如一项基于食管癌癌前病变的研究显示：相比于饮用自来水，饮用浅井水会升高食管癌癌前病变的风险。对河南省林州市 495 口饮水井的监测结果表明，绝大多数井水中均可检出一定量的硝酸盐和亚硝酸盐。

另外，研究表明，环境中缺乏某些矿物质，也会对食管癌的高发产生一定的影响。

流行病学调查表明，食物、饮水和土壤内的微量元素硒、钼、硼、锌、镁和铁含量较低，可能与食管癌的发生间接相关。如硒在土壤中分布明显不均，我国约有 2/3 的地区缺硒，而硒作为人体无法自身合成的必需微量元素，只能从外界获取。我国从 1985 年起，曾在河南省林州市针对补充维生素 E 和硒开展了一项 30 000 人的随机干预试验，发现与其他试验组相比，补硒组人群食管癌死亡率降低了 17%。

目前，钼在我国绝大部分地区土壤中含量也较低，且分布不均匀。钼是细胞内有关电子传递、氧化代谢作用酶的重要组成元素，具有一定的防癌抗癌作用，钼的缺乏可致植物中的亚硝酸盐还原酶失活，丧失催化作用，造成硝酸铵类化合物的前体硝酸盐、亚硝酸盐、二级胺的积聚，从而导致癌症发生。研究还发现，钼可以作为一种重要的化疗增敏剂，特别是在顺铂治疗食管癌中，可提高顺铂对癌细胞 ECA‐109 以及食管癌干细胞 p75NTR 的抑制作用。

由此可见，地理环境因素对食管癌高发的影响，值得关注和重视。

基因遗传：易感性增加

虽然环境因素对食管癌的发生有影响，但临床研究发现，处于相似的致病环境因素下，却只有少数人食管会发生癌变。这提示人们，除外界因素外，患者的个人遗传因素对食管癌的发生发展也起着重要的作用。

临床发现，食管癌发病常表现出一些家族聚集现象，且多集中在血统亲属间，在食管癌高发区，连续三代或三代以上出现食管癌患者的家族屡见不鲜。在我国高发区本病有阳性家族史者近 25％～50％，其中父亲最高，母亲次之，旁系最低。流行病学调查发现，河南省林州市高发区居民迁至其他地区后，其发病率与死亡率仍保持较高水平。而在我国山西、山东、河南等省的调查发现，有阳性家族史的食管癌患者占 1/4～1/2。这也提示遗传因素在食管癌的发生中起一定作用。

关于遗传和环境等因素对食管癌发病的影响，一些研究认为可能是分子水平上的变化，目前认为其涉及的分子生物学基础是癌基因激活或抑癌基因失活的基因变化所致，研究已证实的有 Rb、$p53$ 等抑癌基因失活，以及环境等多因素使原癌基因 $H\text{-}ras$、$C\text{-}myc$ 和 $hsl\text{-}1$ 等激活有关。如已发现在某些癌症高发家族内，常有抑癌基因如 $p53$ 的点突变或杂合性丢失。在这类人群中，如有后天因素引起另一条等位基因的突变，便会造成癌基因的异常表达而形成癌肿。

不良饮食行为造成的食管慢性损伤：不可忽视

食管癌的发生除了上述遗传和环境因素以外，与饮食行为不当，如饮酒、吸烟、吃烫食、暴饮暴食、不按时进食、进食过快，喜食腌制、油炸、辛辣食物，进食霉变、熏烤、干硬、粗糙食物，慢性食管病变等也有密切的关系。何裕民教授及其团队通过大量的临床实践发现，这些不良的饮食行为长期刺激食管上皮，造成食管局部慢性炎症、糜烂、增生、溃疡，进而可诱发食管癌变。

吸烟、饮酒：增加食管癌变风险

有研究表明，吸烟是一种主要的致癌因素，可增加食管癌的发病风险，这与烟雾中含有多环芳烃、苯并芘、亚硝基化合物等多种致癌物有关。流行病学调查显示，吸烟与食管癌呈正相关，吸烟量多者比基本不吸烟者食管癌发病率要高出 7 倍。

研究表明，酒精有促癌作用，可作为致癌物质的溶剂，高浓度酒可直接破坏食管黏膜，为致癌物质创造条件。大量饮酒者比基本不饮酒者，食管癌发病率增加 50 倍。

而酗酒同时嗜烟者，对食管的危害则更大。酒精能增加细胞的通透性，可促进烟雾中的致癌物质向食管黏膜渗透，从而增加食管癌的发病风险。研究发现，饮酒、吸烟者比既不饮酒又不吸烟者，食管癌发病率高出 156 倍。

由此可见，烟、酒对食管的危害很大，最好戒烟戒酒。

"烫" 出来的食管癌

研究发现，进食习惯对食管癌的影响也不容小觑。进食过烫食物会造成对食管黏膜的慢性理化刺激，可致食管局限性或弥漫性上皮增生，形成食管癌的癌前病变。

有研究结果显示，在食管癌患者中，平时喜好热食、热饮的占 90% 以上，喜欢吃火锅、喝热茶、吃热饭、喝热汤都会增加食管癌的风险。广东省潮汕地区是食管癌的高发地区，与潮汕地区人们喜欢喝工夫茶，喜欢吃烫食的生活习惯有关。

所以，何裕民教授常给食管癌患者叮嘱不能吃"烫"食。人的口腔、食管对温度的耐受是有限的，最适宜温度是 0～40 ℃，可耐受温度最高是 60 ℃ 左右。非常烫的食物进入口腔内会使口腔黏膜充血增生，甚至增厚，增厚的黏膜对热的刺激反应就会越来越不敏感，渐渐地形成恶性循环，就像温水煮青蛙一样。如果长期反复受到烫的刺激，黏膜上皮就会反复出现炎症、糜烂、溃疡，从而可引发食管癌。

喜好腌制食物，增加患癌风险

亚硝胺是公认的化学致癌物，其前体物质包括硝酸盐、亚硝酸盐、二级胺或三级胺等，在食管癌高发区的粮食和饮水中，其含量显著增高。如河南省林州市当地粮食中亚硝胺的阳性率为 23.3%～33.3%，且前体物质含量也高。国内已成功用甲苄亚硝胺诱发大鼠的食管癌，并证实亚硝胺能诱发人体食管鳞状上皮癌。而食用腌制食品患食管鳞状细胞癌的风险可增加 132%。

科学研究发现，河南省林州市食管癌高发，其原因之一可能与当地居民喜食腌菜有关。腌制蔬菜中有大量真菌，一些常见的真菌可以将硝酸盐还原为亚硝酸盐，促进亚硝胺的形成，使得腌菜中亚硝胺的检出率和检出量均较高。而腌制蔬菜中含有的亚硝胺在动物模型中能够诱发食管癌，这表明亚硝胺可能是腌制蔬菜导致食管癌的罪魁祸首。而亚硝胺及其前体物进入人体，会破坏人体的核糖核酸、脱氧核糖核酸等遗传物质，引起细胞结构及功能改变，最终导致食管癌的发生。

霉变食物：明确的危险因素

流行病学调查表明：霉变食物中也含有亚硝胺。食管癌的发生与长期进食霉变食物、粮食被真菌污染也有关，有十余种真菌毒素能诱发动物不同器官的肿瘤。

流行病学研究发现，食管癌高发区粮食中真菌污染情况比低发地区高 2～15 倍。河南省林州市粮食中分离出的互隔交链孢霉和串珠镰刀菌的毒素能诱发大鼠的食管癌和胃癌。镰刀菌、白地霉菌、黄曲霉菌和黑曲霉菌等真菌不但能还原硝酸盐为亚硝酸盐，并能增加二级胺的含量，促进亚硝胺的合成。有实验证明，将某些霉菌菌株接种到含有一定量的亚硝酸盐、硝酸盐的玉米面中，可使玉米中胺类增加，在合适的条件下，胺类可合成亚硝胺。在我国食管癌高发区河南省林州市，这里也曾有常年吃霉变食物的习惯，如霉变红苕渣、玉米面等。如有研究人员从当地人喜欢吃的酸菜中分离出的霉菌培养物，发现这种物质具有促亚硝胺合成及致癌作用。

慢性食管疾病：易致上皮增生及癌变

报道显示，慢性食管疾病，如腐蚀性食管灼伤和狭窄、胃食管反流病、贲门失弛缓症或食管憩室等患者食管癌发生率增高，这可能与食管黏膜上皮长期受炎症、溃疡以及酸性、碱性反流物的刺激，导致食管上皮增生及癌变有关。

研究表明，食管下括约肌松弛导致胃酸反流入食管，对食管黏膜造成了损伤，易引起食管黏膜炎症。而长期或严重的胃食管反流会使患食管腺癌的风险增加 40 倍。

除此之外，食用辛辣、油炸、硬质食物等都会增加食管癌的风险。饮食不规律也是食管癌发生的危险因素，由于长期饮食不规律导致食管运动和协调障碍，会加重消化系统负担和食管刺激，进一步造成食管慢性损伤及细胞变性，从而导致食管癌的发生。

研究及临床观察还表明，食管癌患者在生活和个性上往往具有以下特点：绝大多数食管癌患者生活方式粗糙，脾气急，性子躁。在饮食行为方面，每每吃得快，吃得急，如狼吞虎咽。

由此可见，食管癌的发生是遗传、环境因素、饮食不良习惯等多种因素综合作用的结果。在日常生活中，改变不良的饮食方式，积极加以防范，可以很大程度上减少食管癌的发生。

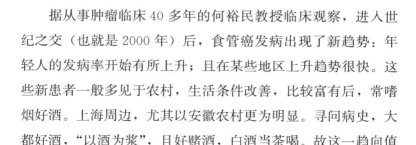

值得重视的食管癌发病新趋势

据从事肿瘤临床 40 多年的何裕民教授临床观察，进入世纪之交（也就是 2000 年）后，食管癌发病出现了新趋势：年轻人的发病率开始有所上升；且在某些地区上升趋势很快。这些新患者一般多见于农村，生活条件改善，比较富有后，常嗜烟好酒。上海周边，尤其以安徽农村更为明显。寻问病史，大都好酒，"以酒为浆"，且好赌酒，白酒当茶喝。故这一趋向值得高度重视。何裕民教授分析认为，当地富裕了，生活工作方式明显改变了，不再像以前那样要十分劳苦干活了，许多年轻人不知道怎么个活法！然后以酒为伴，借酒打发时间，不醉不休，"以妄为常"，是不当的生活方式，造成食管黏膜严重烧灼伤，不久被食管癌等盯上。这些患者往往都在 40 岁左右。这一波趋势值得高度重视。这也从另一侧面提示：优化生活方式，调控不良行为嗜好，是控制本病的重要一环。

食管癌临床之 ABC

食管癌发病率和死亡率高，但早期食管癌症状多不典型，易被忽略。因此，了解食管癌的常见临床表现、不同病理类型特点、如何规范治疗以及如何综合调整等，做到早发现、早检查、早诊断、早治疗，对降低本病死亡率，提高患者生活质量有着积极的意义。

 关注食管癌的"三早"——早发现、早检查、早诊断

早发现：别忽略食管癌的常见临床表现，尤其是早期症状

何裕民教授反复强调，早期食管癌症状常不典型易被忽略，对食管癌易患高危人群，发现早期症状一定要早检查、早诊断、早治疗。

• 早期症状

食管癌临床上以进行性吞咽困难为其最典型的症状。提高食管癌治疗效果，最关键的措施在于早期发现、早期诊断、早期治疗。为了早期发现，必须熟悉食管癌的早期症状。早期症状时轻时重，进展缓慢，症状持续时间长短不一，可达 1～2

年，甚至更长。可有无症状的间歇期，甚至可无症状。

最具特征性的早期症状主要为吞咽时胸骨后不适、烧灼感、针刺样或牵拉样疼痛，以咽下粗硬、过热或有刺激性食物时为著。疼痛多可被解痉药缓解，间歇反复发作。有些患者可以精确地指出疼痛部位。此时如能及时就诊，常可早期诊断。当癌侵及附近组织或有穿透时，可有剧烈而持续的疼痛。疼痛部位常不完全与食管病变部位相一致。

咽下食物或饮水时，有食物通过缓慢并滞留的感觉，或有胸骨后紧缩感或异物附在食管壁上的感觉，常通过吞咽水后缓解消失或食毕消失。症状发生的部位多与食管内病变部位一致。

轻度咽下哽噎感，时轻时重，可自行消失或复发，不影响进食，可在情绪波动时发生或加重，时轻时重，直至演变为持续性。咽部有干燥和紧缩感，咽下干燥粗糙食物时尤为明显，此症状的发生也常与患者的情绪波动有关。下段癌还可引起剑突下或上腹部不适、呃逆、嗳气。少数患者可有胸骨后闷胀不适、疼痛、背痛等症状。

● **中晚期症状**

食管癌临床中晚期，可出现吞咽困难、胸背疼痛、食物反流、吐黏液、声音嘶哑、呛咳干咳等症状。

进行性吞咽困难是中晚期食管癌最典型的症状，是绝大多数患者就诊时的主要症状，但却是本病的较晚期表现。开始为固体食物不能顺利咽下，或用汤水冲后咽下，继之半流质饮食也同样受阻，最后进流质也有困难。吞咽不利程度与病理类型有关，缩窄型和髓质型癌较为严重。

胸痛或背痛也是中晚期食管癌常见的症状之一，疼痛为钝痛、隐痛或烧灼痛、刺痛，可伴沉重感，胸背痛往往是癌瘤外侵引起食管周围炎、纵隔炎，甚至累及邻近器官、神经及椎旁组织所致。溃疡型及髓质型伴溃疡者疼痛则更为常见。

因食管梗阻的近段有扩张与潴留，可发生食物反流，反流物含黏液，混杂宿食，可呈血性或可见坏死脱落组织块。食管病变引起的食管不全或完全梗阻，使分泌物引流不畅，积于食管狭窄上部，刺激食管逆蠕动后吐出黏液。

当肿瘤直接侵犯或转移灶压迫喉返神经时可出现声带麻痹，导致声音嘶哑，一部分患者可因治疗有效而声嘶好转。当肿瘤压迫气管或支气管可致气急或干咳；当肿瘤侵及气管、支气管形成食管-气管或食管-支气管瘘，或肿瘤位于食管上段时，吞咽食物时常可产生呼吸困难或呛咳，并发生呼吸系统感染。

癌组织坏死、溃破或侵及大血管时可引起呕血或黑便，肿瘤侵及主动脉时可引起大出血死亡。晚期因进食困难、全身消耗可致消瘦和恶病质。晚期可出现转移灶症状，如颈部、锁骨上肿块，肿块为无痛性，进行性增大，质硬，多为左侧，也可是双侧；肿瘤侵犯膈神经可致呃逆；肝转移引起黄疸；骨转移引起疼痛等。

• 食管癌体征

食管癌早期体征可缺如，晚期则可出现消瘦、贫血、营养不良、失水或恶病质等体征。当癌肿转移时，可触及肿大而坚硬的浅表淋巴结，或肿大而有结节的肝脏。还可出现黄疸、胸腔积液、腹水等。

食管癌易患高危人群和高危因素有哪些

食管癌是临床常见恶性肿瘤，对于高危人群进行积极防控、早期筛查，就显得尤为重要。中国临床肿瘤学会（CSCO）食管癌诊疗指南（2020 年）的Ⅰ级推荐高危人群为：年龄≥40 岁且来自食管肿瘤高发地区，或有食管肿瘤家族史，或具有食管癌高危因素（吸烟、重度饮酒、头颈部或呼吸道鳞癌、高温食物、腌制食物、口腔卫生不良等）为高危人群；具有巴雷特食管（BE）高危危险因素患者或内镜下新发现为 BE 患者。

食管癌的发病年龄以高年龄组为主，我国的食管癌患者大多数在 40 岁以后起病，且发病率随年龄的增加而增加，50 岁以上发病者可占患者总数的 81.05%，其中以 60～64 岁组的发病率最高（17.95%）。我国食管癌的男性发病率高于女性[其比例为（1.3～3）：1]。

正如前文所述，我国食管癌的发病率有其独特的地理分布特点，以太行山南段的河南、河北、山西三省交界地区的发病率最高，此外，山东、江苏、福建、安徽、湖北、陕西、新疆等地尚有相对集中的高发区。而且食管癌高发区存在着明显的家族聚集现象，即食管癌患者中有家族史的比例明显增加，其血缘关系越近，患食管癌的相对风险越高。

世界上不同国家和地区的食管癌发病率有显著差异，呈现明显的地理分布特征，提示高发区可能存在某种很强的致癌物。已知我国食管癌的主要致癌因素是致癌性亚硝胺和真菌毒素。长期居住在高发区，暴露于致癌物的人群，以及非高发区长期接触致癌物的人群，具有较高的患癌风险性，属于食管癌的高危人群。

食管上皮细胞增生是食管癌癌前病变，其中，食管上皮细胞重度增生的癌变率比食管上皮正常者高 100 多倍，是食管癌的高危因素。还有一些食管的良性慢性疾患，经久不愈也可发生癌变，如食管炎、反流性食管炎、糜烂性食管炎、贲门失弛缓症、食管憩室、食管裂孔疝、食管化学烧伤等。巴雷特食管、食管白斑等也是高危因素。

长期存在消化系统不良症状、原因不明的隐血试验阳性的人群更容易患食管癌。这是因为不良症状长期刺激食管可引起食管细胞在增殖过程中受到致癌物质的影响而发生癌变。

食管癌常多点发生，其癌灶周围有广泛的上皮细胞增生改变，即癌前期病变。在手术切除的癌旁细胞中常可见到不同程度的上皮细胞增生病变。手术后复发的患者，往往不是癌灶残留的复发，而是原癌旁上皮细胞增生病灶在致癌因素的作用下发生癌变。所以，食管癌手术后的患者属于高危人群。

不良生活习惯的人群也属于高危人群。如长期饮酒和吸烟的人群，烟中含有尼古丁致癌物质，长期饮酒对食管黏膜产生慢性理化刺激。经常食用腌制、霉变食品（含有亚硝胺、黄曲霉毒素等致癌物质）的人群，喜食粗糙、过硬、油炸、过烫、烧烤、熏制、辛辣刺激食品及吃饭特别快等不良饮食习惯都会对食管黏膜造成损伤，长期刺激，容易致癌。

高体重指数（BMI）的肥胖患者会引起腹内压力增高、食管反流、胃食管反流病等，这些因素反复刺激可引起癌前病变，并进一步导致食管癌的发生。很少吃新鲜蔬菜水果的人，微量元素和维生素缺乏，如维生素（维生素 A、维生素 B$_2$、维生素 C、维生素 E、叶酸）、锌、硒、钼等缺乏，也是导致食管癌发生的危险因素之一。

还有其他一些危险因素，如细菌、真菌和病毒感染，黄曲霉感染、假单胞菌感染和人乳头瘤病毒（HPV）感染等，也会引起食管癌的发生。长期使用免疫抑制剂，如肾移植或者长期服用免疫排异药物的患者，食管癌的发生率会增高。

另外，不良的精神因素，如长期精神高度紧张、精神压抑，会引起免疫系统功能低下，也可增加食管癌的患病风险。

食管癌高危人群应早筛查、早检查、早诊断

对食管癌易患高危人群，发现早期症状应早检查、早诊断。食管癌早期症状确实不明显，但不是没有症状，如食管内异物感，烧灼感，进食时有滞留感或胸骨后刺痛感等，这些症状大多被患者忽略，认为是吃饭不注意引起的，或被认为是咽炎所致。随着病情的逐步加重，患者可出现进食哽噎感，进食进水困难等，此时就诊多属食管癌晚期。

所以，有早期症状时应进行检查，早发现，早诊断，早治疗。凡年龄在 50 岁以上（高发区在 40 岁以上），出现进食后胸骨后停滞感或咽下困难者，应及时做相关检查，以明确诊断。早期食管癌患者术后 5 年生存率可达 95%，但一般患者就诊时多为中晚期，术后 5 年生存率仅为 30%。

食管黏膜脱落细胞检查主要用于食管癌高发区现场普查。受检人员吞入双腔塑料管线套网气囊细胞采集器，充气后缓缓拉出气囊。取套网擦取物涂片做细胞学检查，阳性率可达

90％以上，常能发现一些早期病例。方法简便，患者痛苦小，准确率高，是门诊检查和大规模普查的重要检查方法。

内镜检查与活组织检查是发现与诊断食管癌最直接的方法，也是首选方法。通过内镜与活组织检查可直接观察病灶的形态，并可在直视下做活组织病理学检查，以确定诊断。内镜下食管黏膜染色法有助于提高早期食管癌的检出率。用甲苯胺蓝染色，食管黏膜不着色，但癌组织可染成蓝色；用鲁氏碘液染色，正常鳞状细胞因含糖原而着棕褐色，病变黏膜则不着色。

对可疑病例应行食管气钡双重造影。早期食管癌 X 线钡餐造影的征象有：黏膜皱襞增粗，迂曲及中断；食管边缘毛刺状；小充盈缺损与小龛影；局限性管壁僵硬或有钡剂滞留。中晚期病例可见病变处管腔不规则狭窄、充盈缺损、管壁蠕动消失、黏膜紊乱、软组织影以及腔内型的巨大充盈缺损。

食管 CT 扫描检查可清晰显示食管与邻近纵隔器官的关系。如食管壁厚度＞5 毫米，与周围器官分界模糊，表示有食管病变存在。CT 有助于制订外科手术方式，放疗的靶区及放疗计划。但 CT 扫描难以发现早期食管癌。

正电子发射计算机断层显像（PET/CT）开始应用于食管癌的鉴别诊断和术前分期，它对良、恶性食管损害的鉴别、有无淋巴结转移和预后的判断有明显优势。

超声内镜（EUS）检查能准确判断食管癌的壁内浸润深度、异常肿大的淋巴结以及明确肿瘤对周围器官的浸润情况。对肿瘤分期、治疗方案的选择以及预后判断有重要意义。

食管癌的发生发展及治疗康复过程中，未发现特异或敏感的肿瘤标志物提示病情状况。临床上食管癌相关的肿瘤标志物有 CEA、P53、CerB - 2、SCG，但均无特异性。

食管癌不同病理类型和分期，预后和扩散转移大不相同

食管癌的不同病理类型特点：预后大不一样

食管癌可发生在下咽部到食管-胃接合部之间的食管任何部位。食管癌的病变部位以中段居多，为 52.69％～63.33％；下段次之，为 24.95％～38.92％；上段最少，为 2.80％～14.10％。部分胃贲门癌延伸至食管下段，在临床上常与食管下段癌不易区别，故又称食管贲门癌。

早期食管癌的病理形态分型，一般根据内镜或手术切除标本所见，可分为隐伏型（充血型）、糜烂型、斑块型和乳头型。其中以斑块型为最多见，癌细胞分化较好，糜烂型次之，癌细胞分化较差，斑块或糜烂有半数在 2 厘米以上侵犯食管全部或大部周径者为早期浸润癌。隐伏型是食管癌最早期的表现，多为原位癌。乳头型病变较晚，但癌细胞分化一般较好。

中晚期食管癌的病理形态分型，可分为髓质型、蕈伞型、溃疡型、缩窄型和腔内型 5 型。

髓质型较常见，呈坡状隆起，侵及食管壁各层及周围组织，切面灰白色如脑髓，恶性程度最高，因常有较明显外侵，手术切除率较低，外科治疗预后较差，放、化疗效果中等，复发率也高。

蕈伞型比较常见，多呈圆形或卵圆形，向食管腔内突起，边缘外翻如蕈伞状，表面常有溃疡，属高分化癌，预后较好，

由于外侵常不明显而有较高的手术切除率，对放射线敏感度较高，放疗或化疗效果比较满意。

溃疡型比较少见，表面常有较深的溃疡，边缘稍隆起，出血和转移较早，而发生梗阻较晚，切除率中等，本类型有穿孔危险，化疗效果较好。

缩窄型比较少见，典型硬癌，呈环形生长，质硬，涉及食管全周，食管黏膜呈向心性收缩，出现梗阻较早，而出血和转移发生较晚，切除可能性一般。

腔内型肿瘤呈圆形或卵圆形，突向食管腔，有粗细不等的蒂与食管壁相连，肿瘤表面糜烂或有小浅溃疡，切除率较高。

除上述分型外，临床还常见两型同时存在的混合型。此外，尚有5%无法确定其类型。从外科手术治疗效果看，缩窄型最差，其次为髓质型和溃疡型，蕈伞型疗效较好，腔内型切除率虽较高，但远期效果差。

按照组织学分类，食管癌可分为鳞状细胞癌、腺癌、腺棘癌、小细胞未分化癌和癌肉瘤。食管上、中段绝大多数为鳞状细胞癌，而下段则多为腺癌，鳞状细胞癌占90%以上，一般临床治疗方案及预后均以此为准。腺棘癌、未分化癌及癌肉瘤均很少见。未分化癌在食管内罕见，但恶性程度很高。癌肉瘤是源于上皮与间叶组织，有癌与肉瘤的成分，一般预后较好。

食管癌的准确病理分期：有着不同的扩散和转移途径

准确的分期是选择合理治疗方法、预后评价、不同治疗方法疗效比较及其诊治信息交流的基本工具。1976年，我国食管癌工作会议制定了食管癌临床病理分期，见表1。

表 1　食管癌的临床病理分期

分期		病变长度	病变范围	转移情况
早期	0	不定	黏膜层	无淋巴结转移
	Ⅰ	<3 厘米	侵及黏膜下层	无淋巴结转移
中期	Ⅱ	3～5 厘米	侵及部分肌层	无淋巴结转移
	Ⅲ	>5 厘米	侵及全肌层或外侵	有局部淋巴结转移
晚期	Ⅳ	>5 厘米	有明显外侵	有远处淋巴结或其他转移

引自：王吉耀，葛均波，邹和建. 实用内科学［M］. 15 版. 北京：人民卫生出版社，2022.

食管癌的扩散和转移方式有直接扩散、淋巴转移和血行转移。早中期食管癌主要为壁内扩散，癌肿最先向黏膜下层扩散，继而向上、下及全层浸润，因食管无浆膜层，极易透壁直接侵犯其邻近器官。

淋巴转移是食管癌转移的主要方式，沿黏膜下淋巴管到达食管周围淋巴结，进而向远处转移。早期食管癌限于黏膜下层者淋巴结转移比侵犯到肌层者少，最多转移到纵隔淋巴结，依次而下为腹部淋巴结及颈部淋巴结。还有约 1/4 的病例淋巴结的转移是跳跃式，肿瘤部位局部淋巴结阴性，而远隔部位却出现转移。血行转移发生较晚，较淋巴道的发生率低，晚期血行转移可至肝、肺、骨、肾、肾上腺、脑等处。

如何规范治疗食管癌

食管癌的西医治疗原则和方法

食管癌西医治疗方法包括手术、放疗、化疗、内镜下治疗和综合治疗。

食管癌是一种恶性程度较高的癌种，临床上容易发生扩散和转移，由于细胞学上的特点，全身化疗效果不佳，而临床上食管癌早期检出率很低，绝大多数发现时已为中、晚期，其中多数虽能切除，手术时癌多长达 3～5 厘米或更长，侵犯食管壁已很深乃至侵出食管壁外与周围组织器官粘连，难以彻底切除，可手术率为 20%，切除率为 80%，手术死亡率在 50% 以下，故 5 年生存率只有 30% 左右。而欧美文献报道 5 年生存率为 5%～15%，日本文献报道最高达 23%，以至有人提出我国食管癌的 5 年生存率不足 20%。放疗的 5 年生存率不到 10%，单用化疗效果不佳。所以，患者应早发现、早诊断、早治疗，这是治疗食管癌的关键。

放射治疗主要适用于手术难度大的上段食管癌和不能切除的中、下段食管癌。上段食管癌放疗效果不亚于手术，故放疗作为首选。食管的鳞状细胞癌对放疗较敏感，局部疗效明显。手术前放疗可使癌块缩小，提高切除率和存活率。

化疗一般用于食管癌切除术后，在转移复发上以弥补手术、放疗的不足，且不宜疗程过多，通常主张 1～3 个疗程为宜。因其对鳞状细胞癌的敏感度较差，目前仍不作主要治疗方案。单药化疗效果很差，为提高疗效，可采用二联或四联等组合。联合化疗比单药化疗疗效有所提高，但总体化疗效果不那么令人满意，通常是放疗加化疗，两者可同时进行也可序贯应用，能提高食管癌的局部控制率，减少远处转移，延长生存期。化疗可加强放疗的作用，但严重不良反应发生率较高。

对于高龄或因其他疾病不能行外科手术的早期食管癌患者，内镜下治疗是一种有效的治疗手段，包括射频消融、冷冻治疗、内镜黏膜切除术（EMR）或内镜黏膜下剥离术（ESD）治疗，但应严格掌握手术适应证。对进展期食管癌内镜介入治疗有单纯扩张、食管内支架置放术、内镜下实施癌肿消融术等。

早期食管癌病变较局限，应力求手术切除，部分病变也可单纯放疗而治愈。术后或放疗后辅以生物治疗和中药治疗巩固疗效，可有助于防止转移复发。

中期患者仍以手术为主。可以先放疗或化疗，或同时化放疗，再争取手术治疗或术后化疗、放疗，以提高切除率和远期疗效。病变有广泛转移或明显外侵，不能完全根治者，应争取姑息性切除，力求减少肿瘤残存体内，并结合放疗或适度化疗，也可辅以生物治疗。

晚期患者以化疗和放疗为主，以延长生存期和提高生活质量。肿瘤已侵犯周围器官形成冻结状态，确定不能切除时，应根据患者吞咽困难程度考虑是否行减状手术，或中止手术。对不能手术者，可做放疗以解除局部梗阻。也可以结合化疗、激光生物学治疗手段，中医中药此时也有很好的疗效。

食管下段癌适合手术切除，上段和中段癌对放疗敏感，但放疗对缩窄型和深溃疡型效果不佳。对缩窄型患者可给腔内近距离放疗、腔内激光治疗或试用电化学治疗。为缓解吞咽困难症状，也可向腔内放置支架。对于那些全身状况差、营养不良、极度消瘦，以及合并糖尿病、冠心病、肝肾功能不全、多脏器转移或高龄患者，尽量少用放化疗等严重损害机体的治疗方法，可转而应用中医中药，以提高人体对疾病的耐受性，增强体质，改善症状，延长生命，提高生活质量。

早期食管癌及时根治预后良好，手术切除 5 年生存率＞90％。症状出现后未经治疗的食管癌患者一般在 1 年内死亡。进展期患者 5 年生存率仅 10％。食管癌位于食管上段、病变长度超过 5 厘米、已侵犯食管肌层、癌细胞分化程度差、已有转移者，往往预后不良。

食管癌的中医和中西医结合治疗优势与策略

食管癌中晚期发病率高，易转移，特别是远道转移多，死亡率也高，这是因为西医治疗对于转移复发患者疗效不佳。

何裕民教授及其团队在临床上采用中医药治疗恰恰弥补了西医治疗的不足，明显提高了 5 年生存率。何裕民教授认为，食管癌患者一般整体体质较差，消瘦、贫血、免疫功能低下，从而减弱了机体的抗病能力和对西医治疗的耐受性，中医药治疗恰能明显改善上述症状。因此，食管癌的中西医结合、标本兼治尤为重要。

中医药对改善食管癌症状有显著的作用，在手术、放化疗期间不但能提高治疗效果，也能减轻其毒副反应，对晚期食管癌放弃手术、放化疗治疗的患者，同样能达到较满意的疗效。所以，对部分老年及晚期食管癌患者不可依赖西医的手术和放化疗，而忽略了中医中药的治疗。

中医的"噎膈"与食管癌十分相似。中医学认为，该病病机上与胃、肝、脾、肾功能失调密切相关，在病邪上又离不开痰、瘀，故临床上常见邪实而正虚之证。

早期治疗当以祛邪为主，扶正为辅；缓解期在扶正时仍当顾及病邪的治疗。食管癌初期常标实为主，主要为气、痰、瘀、毒内阻，每每多邪互结，以致食管狭窄，胃失和降，临床多见吞咽哽塞，甚至汤食难下、呕吐等症，治当理气、化痰、消瘀而祛邪，和胃降逆，以调节脾胃升降，缓解饮食难下、呕吐等症状。后期由实转虚，津液枯槁，阴血亏虚，阴损及阳，脾肾之阳皆虚，治当滋阴补血，补气温阳，以治本为主，可酌情配以祛邪。

该病应强调标本兼治，且须注意治疗上不能过分急躁。例如，此病之本虽多为虚证，虚证的治疗虽常用健脾益气、补益肝肾之法，但也不能忽略胃津亏损，阴虚火旺的情况，因病久伤津而过分滋腻，恐碍胃气。该病应慎用辛辣、大温和发散之剂；有阻塞或溃疡的患者，不宜盲目逼患者喝汤剂，以免诱发剧烈呛咳或穿孔。

食管癌患者如何综合调整

何裕民教授在临床上治疗食管癌，除积极预防外，还采用其创立的"零毒化疗"、中西医结合、综合治疗的方法；同时，从纠正认知、行为干预、食疗配合、心理调适、体能锻炼、社会及家属支持等方面进行综合纠治，常获佳效。

• 积极预防

由前文可知，食管癌的发生受环境因素和后天不良饮食行为的影响很大，因此，采取积极预防措施，能够很大程度上减少食管癌的发生。如今，我国不少地区特别是在食管癌高发区建立了防治基地，进行了肿瘤的一级预防（病因学预防）。如加强粮食保管，防霉去毒；应用适当的漂白粉处理饮水，改良水质，减少饮用水中亚硝酸盐含量；推广微量元素肥料，纠正土壤缺乏硒、钼等元素的状况；施用钼酸氢肥料，避免蔬菜中亚硝酸盐的积聚等。

对于个人来讲，建立良好的饮食习惯，如不吃霉变食物，少吃或不吃酸菜，戒烟戒酒，少食油煎、烟熏、腌制、烫的食物。多食富含维生素 C 的蔬果以减少胃内亚硝胺的形成；有些食管癌患者常生活习惯不好，性急，进食快，喜烫食，且常抽烟、嗜酒。一旦症状稳定，常又旧习复发，难以自控，这是很不好的。须知，不良生活习惯对本病的复发影响很大。应妥善安排生活起居，注意休息，不宜过度疲劳。

积极治疗反流性食管炎、食管-贲门失弛缓症、巴雷特食管等与食管癌相关的疾病；同时积极应用维生素 E、维生素 C、维生素 B_2、叶酸等治疗食管上皮增生以阻断癌变过程。食管癌高危人群或有家族史的人群应该定期随访、监测，普及防癌知识，提高防癌意识。

发病学预防（二级预防或称化学预防）是对食管癌高发地区进行普查，对高危人群进行化学药物干预治疗（早筛查、早诊断、早治疗）。

• 综合治疗

食管癌是一种恶性程度较高的肿瘤，临床上容易发生扩散和转移，由于食管癌细胞学上的特点，全身化疗不佳。现代临床中，手术是食管癌最主要的治疗手段。不能手术者或行姑息术者可采用放疗。在转移复发上为弥补手术、放疗的不足，可采用化疗，但疗程不宜过多。临床治疗根据食管癌的病程阶段，采用不同的治疗手段。食管癌早期病变较局限，手术切除疗效最佳。食管癌中期手术仍然是最主要的治疗手段。食管癌晚期以化疗和放疗为主。

食管癌的手术和放化疗过程中，中药辅助治疗不但可提高治疗效果，也可明显减轻放化疗的副反应。康复期、老年及晚期患者，中医药治疗也同样可取得较满意的效果。西医治疗结束后，后续的中医中药治疗很重要，可减少转移复发率。

临床治疗期要接受正规化的综合治疗方案，把握好巩固治疗期的中医药和何裕民教授创立的"零毒抑瘤"治疗，以达到身心全面康复。康复期要定期复查，综合调养，回归社会。复发转移时以中医"零毒化疗"为主，二线放化疗或姑息手术为辅，以延长生存期，提高生活质量。

• 纠正认知

错误的认知对于食管癌的治疗十分不利，正确的认知有利于患者积极就医，建立战胜疾病的信心，增强体质，改善症状，缓解和控制病情，提高治疗效果，从而提高患者生存率。

有些患者文化水平不高，而一些坊间传言又让他们误以为噎膈（食管癌）就是死症。故有些患者拒绝或放弃治疗，这是绝对错误的！何裕民教授出版的畅销书《癌症只是慢性病：何裕民教授抗癌新视点》中就明确指出，癌症是可防可治的，经过治疗，癌症是可以延长生存期的。特别是近年来由于诊断技术和治疗方法的不断发展，食管癌通过中西医合璧、零毒抑瘤的运用，生存率有了明显的提高。因此，要树立信心，积极采取中西医结合的综合治疗措施。

患了食管癌，部分患者会产生恐惧和绝望，特别是肿瘤分化程度差或中晚期的食管癌患者，甚至因绝望而拒绝治疗，这是一种常见的认知偏差，会严重影响正常的治疗效果。因此要帮助食管癌患者消除绝望、忌医心理，树立战胜食管癌的信心，使他们摆脱肿瘤的阴影，接受积极的治疗措施而不是消极对待、轻言放弃。

食管癌是一种需要长期治疗、随访观察的疾病，往往需经过漫长的治疗过程，病情才能得以缓解或控制。有人认为手术、化疗、放疗都做了，可以高枕无忧了，这其实又是一个认知偏差。因为残留在体内的食管癌细胞经过一段潜伏时间后，可在一定的内因和外因作用下重新活跃增殖而复发，且很容易局部浸润或纵隔转移。因此，保持后续治疗尤其重要。

另外，特别告诫广大食管癌患者：要在医师的指导下合理用药，切忌病急乱投医。大量的乱服药物有时会加重病情，无端地增加肝、肾的负担，这是治疗中一个必须认真对待的问题。

• 食疗配合

对于吞咽困难者，可采取匀浆膳的方法，以半流质食物和全流质食物为主，少量多餐，保证食物营养丰富，饭菜细软，容易消化和吸收。

注意饮食卫生，避免食用刺激性食物及调料，食物不宜过热、过硬等（具体饮食疗法内容，可详见相关章节，在此不再赘述）。

• 心理调适

不良的心理可以致癌，一般认为主要是作用于中枢神经系统。一方面通过神经系统引起自主神经和内分泌功能的失调，免疫功能受到抑制，机体的内环境被打破，使细胞易于变异，产生癌细胞；另一方面减少体内抗体的产生，阻碍了淋巴细胞对癌细胞的识别和消灭，使癌细胞"逃脱"免疫系统的"监管"，过度地增殖，无限制地生长，最终形成癌肿。总之，精神心理因素可激化"内乱"，促使癌细胞的形成和癌症的发生发展。

食管癌患者在整个诊治、康复过程中会伴随着较大的心理变化，表现出众多的不良心态，这些心理失衡和障碍可直接影响到治疗的效果和患者的生活质量，因此，心理调整尤其重要。了解有关抗癌知识，正确认识肿瘤，做到心中有底，采取相应措施，少走弯路，并积极配合医师治疗。

勇于面对现实，树立坚定信念，学会在困境中看到光明。培养自己的兴趣爱好，给自己找乐趣，保持身心愉悦，有些活动如下棋、聊天、看电视、集邮、养花等均能分散注意力，有利于养病，避免在家中胡思乱想。学会自我调控，放慢生活节奏，改变急躁易怒脾气。

● 体能锻炼

积极参加体能锻炼。康复期的患者可以进行一些适度的体能活动，如散步、太极拳、跳舞等，这样一方面可提高机体的抗病能力，增强体质，另一方面可减轻患者的心理压力，有利于增强自身的抗癌能力，促进治疗与康复。需要注意的是，体能锻炼必须掌握好一个"度"，患者以感觉不疲劳，身体微微汗出为宜，太过反而会适得其反。

● 社会及家属支持

在食管癌患者的整个诊治及康复过程中，家属与社会的理解、关怀和支持，其作用绝不亚于医师和护士的治疗。家属是患者最好的心理医师，家庭是患者最感温暖和安全的港湾。家属和亲友的爱心与鼓励能给痛苦中的患者希望和勇气，对食管癌患者的治疗和康复非常重要。

由于食管癌患者大多性子急，脾气躁，疾病的折磨又使得他们的这些症状有增无减，故家属和亲朋好友要给予充分的理解和关爱。要使患者真正地获得病愈、成为能控制和战胜肿瘤的人，就应该尽一切力量帮助他们回归社会，而不能歧视排斥、冷眼相待或冷嘲热讽，要使患者真正解除心理上的孤独感、自卑感和绝望感，勇敢地面对自己、面对疾病、面对社会，使他们真正能从心理上摆脱肿瘤的阴影，融入社会大家庭中。

三

"吃出来"的食管癌

西方有句谚语"You are what you eat",意思是"人如其食",饮食不仅反映了我们的生活态度,还影响着我们的健康。尤其对于与饮食息息相关的食管癌来说,"吃什么"和"怎么吃"就显得很重要。食管癌的发生与饮食不合理、饮食方式不当有很大的关系,如营养素缺乏、膳食纤维摄入不足、食物粗糙、喜热饮、嚼食槟榔等,都是导致食管癌的危险因素。

"吃"与食管癌

食物是我们获取营养素最直接的途径,怎么吃,就很有讲究。首先,我们要吃得全面,根据《中国居民膳食指南(2022)》的建议,我们平均每天需摄入约 12 种食物,每周应摄入 25 种以上的食物。其次,我们要吃得均衡,蔬果类、谷薯类、蛋肉类等都应是我们饭桌上的常客,均衡搭配,才能全面营养。而且,我们要吃得纯粹,少食加工食品,购买食品时要多留意食品标签上的成分,尽量选择以蒸、煮、炖、凉拌为主的烹调方式，可以最大限度保留食物的风味及营养。

对于食管癌患者来说，要更加关注如何饮食的问题。不良的饮食习惯，如进食速度快、喜烫食、喜腌制食品、吸烟、酗酒等会促进癌症的发展。而且如果没有一个良好的饮食习惯，吃进肚子里的营养素也会大打折扣。怎么吃让我们的身体更健康，以及要规避哪些不好的饮食习惯都是值得我们思考的问题。

食管癌：典型的"贫癌"

癌症的发生和生活方式、生活水平密切相关，根据目前癌症的诱发因素，以及从营养学角度分析，习惯上把癌症分为"贫癌"和"富癌"。所谓"贫癌"，是由于生活水平较低、营养不足、卫生条件偏差等因素所导致的癌症（或者与之关系密切的），如阴道癌、食管癌、宫颈癌等，往往在发展中国家和贫困地区较多见；所谓"富癌"，则是与营养过剩关系密切的癌症，如肺癌、乳腺癌、结直肠癌等，往往多见于发达国家和发展中国家的部分发达地区。

可以说，食管癌是典型的"贫癌"。首先从地域上来看，我国农村地区食管癌的发病率要明显高于城镇。其次有调查发现，低收入、低体重指数（BMI＜18.5）是增加食管癌患病风险的危险因素。透过现象看本质，我们发现，这些调查结果反映出来的其实是以上人群更容易受到低生活水平、较差的生活环境、身体营养状况较差、不良生活习惯及卫生习惯的影响，从而增加了患食管癌的风险。

营养素缺乏增加患食管癌风险

我们的身体是由水、蛋白质、脂类、矿物质、碳水化合物等组成，它们维持着我们身体的日常活动。每一种营养素都在我们的身体中发挥着重要的作用。

而营养素缺乏会导致食管癌的风险增加，饮食长期缺乏动物蛋白、维生素 A、维生素 B_2、维生素 C、维生素 E、叶酸、锌、硒、钼等营养素，会增加食管癌的患病风险。如我国新疆地区是食管癌的高发区之一，有项针对新疆某地区哈萨克族膳食状况的研究发现，该地区居民水果、蛋类、豆类、鱼虾类摄入量远远低于《中国居民膳食指南（2022）》的推荐摄入量；并且该地区居民血清叶酸的水平明显低于参考区间。近几十年来，已经有大量的研究表明叶酸为食管癌的保护因素，并提示叶酸缺乏可能是食管癌发病的原因之一。水果是叶酸的主要来源之一，水果的摄入不足容易导致叶酸的缺乏。

想要获得均衡的营养素，就离不开健康的饮食模式。目前世界上有 4 种膳食模式，包括动物性食物为主、植物性食物为主、动植物食物均衡和地中海饮食，其中地中海饮食模式倡导以橄榄油为油脂的主要来源，以燕麦、小麦、黑麦等全谷物为主食，动物性食物以鱼虾为主，减少红肉的摄入，吃大量的蔬菜水果来保证维生素的摄入，具有低脂、低糖、高维生素的特点，被公认为是目前值得提倡的健康饮食模式。从防治食管癌的角度来看，可以借鉴地中海饮食模式中的优点，并融入日常生活中，对减少食管癌的发生和促进患者的康复有积极的作用。

霉变食物：食管癌潜在的危险因素

您会吃发霉的食物吗？相信大家都会是否定的答案。

其实，食物有没有发霉非常好辨认，一看颜色二闻味道。例如柑橘类水果放久了，水果皮上易出现灰绿色的霉变；谷物、豆类储存不当易产生绿色或淡黄色的霉变。霉变食物并非没有味道，它们常常散发出强烈的异臭味。但在生活中我们也会遇到这样的情况，霉变了一点的水果不影响整体，舍不得扔掉，便把坏了的地方削掉再吃。这样做虽然节约，却非常不利于我们的身体健康。因为霉菌也已经存在于没有变坏的地方，而我们用肉眼是无法观察到的。

食物储存不当，可能会滋生黄曲霉、镰刀菌属等有害物质，它们的"杀伤力"不可小觑。例如黄曲霉毒素已被列为 I 类致癌物，其含量在 1 毫克/千克时就可致癌。已有多项流行病学调查发现，长期食用霉变食物是引发食管癌的危险因素之一。黄曲霉、镰刀菌属等真菌不仅能将硝酸盐还原为亚硝酸盐，而且能促进亚硝胺等致癌物质的合成，并常与亚硝胺协同致癌。在一项动物实验中发现，黄曲霉、串珠镰刀菌等真菌均能够在一定程度上促进亚硝胺类物质诱发食管上皮增生及癌变。

防止食物霉变，我们该怎么做呢？几点小妙招供您参考：

（1）尽量购买新鲜蔬菜水果，不宜过久储藏，防止营养物质流失和发生霉变。

（2）绿叶菜储藏可巧用厨房纸和保鲜袋，厨房纸打湿包在绿叶菜根部，放入保鲜袋中存入冰箱。根茎类蔬菜可在底部用牙签戳几个小孔，用厨房纸包裹根茎处放入保鲜袋中储存。

（3）谷物、粮油储存时要注意干燥和通风。粮食中花生和玉米最易霉变产生黄曲霉毒素，购买坚果、花生等食物时尽量选择小包装，不要储存太久，花生在保存前可以先进行筛选，剔除虫咬或干瘪发霉的花生。食用前可打开包装，认真嗅一下味道，一旦有变味情况，应立刻扔掉。保存新鲜玉米时，保留一两层玉米外衣，然后将玉米包上保鲜膜再放入塑料袋中，放在冰箱冷冻室中，可以保存较久的时间。

（4）平时要注意做菜案板的卫生，不仅要注意生食和熟食案板分开，同时也要关注案板卫生，发霉了的案板要及时更换。

多腌制品，少新鲜蔬菜水果——食管癌的敲门客

腌制食品的种类很多，如泡菜、腊肠、咸鱼、火腿、咸蛋等在我们的餐桌上很常见。腌制食品需要使用大量的食盐进行脱水，在腌制过程中会产生大量的亚硝酸盐，亚硝酸盐在组织代谢的作用下易生成具有强烈致癌作用的亚硝胺，而亚硝胺类物质已被证明与食管癌、胃癌、鼻咽癌等疾病的发病密切相关。有实验发现，胃液中亚硝胺的含量与食管癌的死亡率呈正相关。

而且，亚硝胺已被广泛认为是食管鳞状细胞癌的危险因素，亚洲人最常见的食管癌病理类型就是食管鳞状细胞癌。有动物实验记录显示，具有致癌作用的亚硝胺在体内会被代谢为亲电离子以诱导脱氧核糖核酸（DNA）烷基化损伤，从而导致肿瘤在食管中生长、侵袭和转移。

我国食用腌制食品已有很长的历史，以前是因为储存条件有限，新鲜的蔬菜、肉类、鱼类需要保存，人们想出用腌制的方法以延长食物的保存期。现在人们食用腌制食品，常常作为开胃菜，或者配菜，以调剂口味。

腌菜虽开胃，但其营养成分远远比不上新鲜的蔬菜水果。新鲜的蔬菜水果是我们日常所需维生素、矿物质、膳食纤维等营养素的主要来源。有荟萃分析显示，食用新鲜的蔬菜水果可以降低食管癌的发病风险，并且高剂量食用蔬菜的人群患食管癌的风险是低剂量人群的54%，高剂量食用水果的人群患食管癌的风险是低剂量人群的45%。尤其是柑橘类的水果，如橙子、橘子、柠檬、葡萄柚等，这些水果富含维生素C和其他抗氧化、抗突变的成分，这些成分可以通过抑制氧化的方式，保护脱氧核糖核酸免受损伤和刺激癌细胞凋亡。根据《中国居民膳食指南（2022）》的建议，成年人每天蔬菜摄入量至少300克，水果200~350克。建议少吃腌制食品，多食新鲜蔬菜水果，饮食也要注意搭配。

我国很多地方都有吃腌制品的习惯，虽然其对健康有影响，但一点不吃，也不太可能。那如何正确食用腌制食品，以减少对健康的危害呢？

首先，腌制食品适度吃，控制盐量很重要。根据《中国居民膳食指南（2022）》的建议，成人每天摄入的食盐不宜超过5克，而腌制食品中盐的含量高，因此建议成年人少食腌制食品，1周内最好不要超过1次。

其次，腌制食品巧搭配，遇到蔬果更健康。腌制食品都较"重口味"，搭配蔬菜和水果的清淡，不仅很好均衡了口味，还为健康添了几分色彩。蔬果中含有大量的维生素 C，后者的抗氧化作用较强，能够抑制具有致癌性的亚硝胺类物质的合成。

再次，制作方法有技巧，烹饪方法要注意。自制腌制食品时，例如腌菜应尽量选择新鲜的蔬菜，并优先选择根茎类蔬菜，如豇豆、萝卜、大头菜等，同时在腌制时加入柠檬汁等酸性物质也有利于抑制亚硝胺的产生。腌制食品最好在腌制 3 周之后再食用，因为腌制品中亚硝酸盐的含量会随着时间的流逝而减少。一般来说，在腌制后的第四天腌制品中的亚硝酸盐会达到高峰，在第十天后逐渐下降。亚硝酸盐溶于水，在烹饪咸鱼、腊肉、咸肉等腌制品前，可以先用热水进行浸泡或焯水处理，在烹饪时尽量选择煮、蒸等方式，避免油炸。

过硬食物——食管"刺"客

硬食通常有两层含义，一是指食物的质地较硬，如经过烤制过后的坚果、谷物、较硬的饼、风干牛肉等；二是指食物难以消化，如油炸食品、烧烤类食物等。吃硬食如果咀嚼不充分容易刮伤食管，常常使食管受到伤害，容易引发慢性炎症，造成食管黏膜上皮细胞的不典型增生，进而增加患食管癌的风险。已有大量的病例对照研究显示，喜硬食是患食管癌的危险因素之一，尤其是与食管鳞状细胞癌的关系更为密切。

当然硬食不是不能吃，尤其是一些学者认为幼儿适当吃一些富含膳食纤维、具有一定硬度的天然食物，如胡萝卜、薯类、苹果等，能够通过咀嚼促进面部血液循环，促进大脑发育，以及通过牵引面部与眼部肌肉促进牙弓、颌骨、面骨的发育。

日常饮食中我们确实要"吃软怕硬"，硬食要少吃。首先我们应以天然食物为主，比如水果、蔬菜和谷物。其次就是要细嚼慢咽，充分咀嚼，把食物都嚼碎了再咽进肚子里，这样既保护了我们的食管，也更有利于食物的消化和吸收。

酒精：食管癌的"助虐者"

"酒文化"在我国盛行已久，无论是婚、丧、奠、祭，还是亲朋聚会，都会有酒的出现。对于中国人来说"酒"不仅是一种饮品，它还带有很多情感色彩。人们既会"对酒当歌"，也会"借酒消愁"。如今，"酒文化"还慢慢演变成了一种爱好，越来越多的人喜欢品酒、鉴酒，酒在我们日常生活中出现的频率越来越高。不仅仅局限于白酒，各式各样的红酒、鸡尾酒、果酒等也走进人们的生活，影响着人们的生活习惯。

世界癌症研究基金会（WCRF）指出，已有充分证据表明饮用含有酒精的饮料会增加患食管鳞状细胞癌的风险。在一项荟萃分析中也显示，饮酒会显著增加食管癌的发病率，且食管癌的发病率与饮酒量呈现明显的剂量反应关系，饮酒量每增加12.5 克/天，食管鳞状细胞癌的发生的可能性就会增加33％。同时酒精的度数越高，罹患食管癌的风险也会越高。饮酒时，酒精进入口腔，流经消化道（食管是消化道的一部分），会接触到大量的微生物，并对消化道黏膜产生刺激作用。进入人体后会被人体中的乙醇脱氢酶（ADH）氧化为乙醛，乙醛可损害脱氧核糖核酸，造成脱氧核糖核酸的突变或断链等。乙醛的蓄积会使患食管癌的风险增高。且酒精还会扮演一个"助虐者"的角色，为其他致癌剂进入血液提供机会，增加组织对致癌剂的敏感性，并阻碍组织的修复反应。

"酒"承载了古人的喜怒哀乐，也承载了现代人的悲欢离合。酒中有"醉后不知天在水，满船清梦压星河"的浪漫，也有"把酒祝东风，且共从容"的惜别，还有"两人对酌山花开，一杯一杯复一杯"的畅快。小酌怡情，大酌伤身，我们不能否认"酒"在某些场合所扮演的重要角色，但我们一定要重视它给我们健康所造成的伤害。适度饮酒，不仅要注意饮酒的量，还有饮酒的频率，以及尽量不要喝烈酒（酒精浓度≥40度），因为烈酒会有灼伤食管的风险。

抽烟：损伤食管黏膜

根据 2021 年发布的《中国吸烟危害健康报告 2020》显示，我国烟民数量已超 3 亿人。在我国 20 岁以上的成年人中，吸烟人口占据总人口的 25.1%，男性的吸烟率为 47.6%，女性的吸烟率为 1.9%，每年因吸烟死亡人数超过 100 万人。烟草的成瘾性极强，在吸烟人群中，近半数（约 1.8 亿人）人口存在烟草依赖。但就像某个公益广告中展示的那样，吸烟燃烧的是香烟，消耗的是生命。

吸烟有害健康，这点毋庸置疑，只是大部分人可能对它的危害性还没有正确的认识。在世界前 8 位的致死疾病中，有 6 种疾病与吸烟有关。研究显示，吸烟能够增加口腔、食管、胰腺、胃等多个器官发生病变的风险，吸烟是食管鳞状细胞癌（ESCC）的危险因素之一，吸烟者罹患食管鳞状细胞癌的概率是不吸烟者的 9.27 倍。烟草中含有苯并芘、亚硝胺、多环芳烃等多种致癌物质，以上物质均可通过食管表面渗入，会引起胃食管反流等症状。长期暴露于这些致癌物质中，会显著增强食管上皮细胞的恶变概率。除了卷烟，其他形式的烟草供应如雪茄、烟斗、咀嚼烟草等，其暴露风险与卷烟一致，而且咀嚼烟草的食管鳞状细胞癌的发病风险甚至还高于其他形式。

烟草不仅会消耗吸烟者本人的生命，还会消耗周围人的生命。二手烟暴露所吸入的化学物及各成分浓度是不同的。但一些对人体有害的化学成分在二手烟烟雾中的浓度甚至高于主动吸烟的烟雾，尤其是一氧化碳、烟碱、苯并芘和亚硝胺的含量比主动吸烟的烟雾含量分别高 5 倍、3 倍、4 倍和 50 倍。这大大增加了被动吸入二手烟烟雾群体患病的风险。

守护健康，不仅要守护我们自己的健康，也要呵护周围人的健康。拒绝烟草，给大家创造一个清新、无烟的环境。

不当摄食习惯引发食管癌

性急、狼吞虎咽：是不容小觑的病因

很多人都会有吃饭速度快这个习惯。有的人吃得快可能是因为想要节约时间，工作繁忙需要压缩吃饭的时间；而有的人吃得快可能纯属是个急性子。如何定义"吃饭速度快"我们很难有一个确切的衡量指标，不过"狼吞虎咽"这个词倒是说得十分形象。

吃饭速度快、狼吞虎咽并不是一个好的饮食习惯。第一，它会增加超重与肥胖的风险；第二，吃饭速度与心血管疾病之间也存在联系；第三，进食速度较快的人群会增加患糖尿病的风险。同时进食速度快也是食管癌的危险因素之一。过快的进

食速度使食物不能得到充分的咀嚼，大块或粗糙的食物和食管黏膜上皮接触频繁容易被烫伤或刺伤，若食管黏膜损伤尚未修复又遭到破坏，易形成黏膜浅表溃疡，就会诱发黏膜质的变化，以致癌变。而充分咀嚼，唾液中消化酶可以分解食物中的致癌物，细嚼慢咽，口水与食物充分混合，消化酶的分解能力越强。

对于本病的患者，性子"急""躁"的，可以适度纠正其急躁、毛躁的行事风格，特别在饮食方面。让患者慢慢地吃，细细地咽；别吃得太烫，别急着往下咽。带馅儿的食物可能外面不烫里面烫，吃的时候尤其要当心；喝热饮千万不要用吸管；别进食太粗糙的食物也是促进本病康复的关键。

吃饭对于我们来说不仅仅是补充能量、获取营养，更是一种生命的过程，一种美好的体验。早餐开启了我们的一天，午餐让我们得到短暂的休息，晚餐对于很多人来说可能是一天中最温馨的时刻。都说"世间万物，唯有美食与爱不可辜负"，细嚼慢咽不仅是为了我们的健康，也是我们对食物的尊重。因此，即使工作再忙，学习再累，大家也要记得好好吃饭，细嚼慢咽更健康。

喜热饮、烫茶也很危险

不知道大家是否会跟笔者一样有一个疑问——"中国人为什么爱喝热水？""多喝热水"似乎能包治百病，感冒了可以多喝热水；女孩子痛经了可以多喝热水；嗓子痛了可以多喝热水。那么多喝热水到底有没有道理呢？

其实多喝热水对身体确实有好处。第一，多喝水能够促进身体的新陈代谢，体内的病菌可以更快被排出体外；第二，当我们生病时需要水分来补充体液，而热水还能够使我们的身体保持温暖，舒缓我们的肌肉；第三，热水通过高温煮沸，能够有效杀死大多数细菌，使饮用水更加健康。我们除了钟爱热饮，也钟爱热食，饭菜都要热着吃，的确"趁热吃"能够最大限度上激发食物的美味。

"趁热吃"美味，但烫着吃可就有害食管健康了。世界卫生组织国际癌症研究机构（IARC）已将"饮用 65 ℃以上的热饮"认定为 2A 类致癌物，即对人很有可能致癌。饮用烫饮（水温≥65 ℃）会增加患食管鳞癌的风险。我们的口腔黏膜和食管黏膜都是非常脆弱的，口腔可接受的最高温度约为 50 ℃，而食管可接受的最高温度约为 60 ℃。进食烫饮或烫食，会损伤我们的黏膜，易引起溃疡，进而引发炎症。尤其是食管反复被烫伤，旧伤未愈又添新伤，食管黏膜的上皮细胞易发生异型性增生，容易导致食管鳞癌的发生。在一项有 5 万多人参与的前瞻性研究中就发现，与每天饮用热茶温度在 60 ℃以下，饮茶量少于 700 毫升的人群相比，每天饮用热茶温度在 60 ℃以上，饮茶量在 700 毫升或以上的人群患食管鳞癌的风险增加了 90%。

马黛茶是在南美洲国家非常流行的一种饮品，其传统的制作方式就是要用烫水（70～85 ℃）缓慢倒在茶叶上，将马黛茶的最佳风味激发出来。世界癌症研究基金会（WCRF）指出已有充分证据表明，用传统方式制作马黛茶会增加患食管鳞癌的风险。虽然有学者认为马黛茶易引发癌症的原因是因为其叶子里的多环芳烃这种致癌物，但大部分学者还是认同高温饮用马黛茶是增加患食管鳞癌的危险因素。

饮食饮茶要注意，烫食烫茶不可以，暖饭温水才可行，美味健康两手提。

嚼食槟榔：食管癌不容忽视的危害

槟榔实在是有"两幅面孔"，它一面是中药，被称为南药之首，具有杀虫、消积、利水消肿的作用，而另一面却是世界卫生组织国际癌症研究机构认证的Ⅰ类致癌物，甚至被有些国家认定为是毒品，禁止销售。我国食用槟榔已有2000多年的历史，最早时它在岭南地区是被用来杀虫、去瘴的，渐渐的人们发现咀嚼它能够使人兴奋并感到放松，慢慢就变成了一款休闲食品。据报道，全球有6亿人有嚼食槟榔的习惯，我国广东、海南、湖南、台湾等地食用槟榔的人群较多，嚼食槟榔俨然已成为当地的一种文化。

社会上流行着一句俗语"槟榔配烟，法力无边"，但在日常生活中，如果我们常常一口槟榔一口烟，不知道法力会不会无边，但健康一定会有变，有研究表明槟榔与香烟的组合会使患食管癌的风险增加2.3～3.5倍。且不说嚼食槟榔一口黑牙影响美观，还会给我们的口腔带来很大的负担。首先，槟榔的粗纤维在咀嚼时会不断摩擦我们的口腔黏膜和舌体，长时间的机械摩擦容易导致舌乳头炎、口腔溃疡等病症。其次，槟榔属于硬物，长时间咀嚼会增加我们颞下颌关节的负担，进而引起颞下颌关节的紊乱，这也是为什么槟榔爱好者嘴巴不易张开的原因。

嚼食槟榔，对于我们的食管和胃也有诸多损伤，是食管癌既定的危险因素。在槟榔的加工过程中，为了提升槟榔的口感，中和槟榔果的弱酸性，会加入熟石灰以及点卤水，这些都呈强碱性。在嚼食槟榔的过程中，强碱性的汁水流经我们的消化道，会与消化道黏膜产生反应，造成腐蚀性食管炎。槟榔中含有槟榔碱及产生的活性氧会对胃及食管黏膜的损伤产生协同作用，易引起食管黏膜纤维化，进而引起食管癌。

嚼食槟榔的文化不宜推崇，但槟榔的药用价值不可忽略，其对神经系统、心血管系统、内分泌系统，以及在驱虫、抗氧化等方面的作用仍然值得我们去深究和探讨。槟榔现在衍生出来的旅游业，例如去海南的槟榔谷，探寻黎族文化也是一种很好的体验。只是为了我们的健康，我们要拒绝嚼食槟榔，尤其是不能养成嚼食槟榔的习惯。

四

食管癌吃什么好

食管癌在我国并不少见，正如本书的第一章所述，导致我国食管癌发生的因素很多，如环境因素、基因遗传因素、不良饮食习惯等。本章节将重点探讨食物中的营养素和植物化学物对食管癌的影响。

我们常说，食能致癌，也能治癌，可以说好的食物就是天然的防癌抗癌药。很多食物对食管癌起到积极的预防作用，如一些瓜果蔬菜、豆类、发酵乳制品、维生素 C、B 族维生素、维生素 E、ω‐3 脂肪酸等对降低食管癌风险、减少放疗毒性的影响、提高机体免疫力有着重要的作用。

 抵御食管癌的食物

蔬菜应该生吃还是熟吃？大有学问

蔬菜，一直被认为是健康的代名词，益处也是众所周知的。发表于《癌症流行病学生物标志物与预防》杂志的一项研究首次提出"在日常饮食中多选择摄入一些水果和蔬菜与降低食管癌和胃癌的风险存在密切关系。其中，蔬菜的摄入与食管癌的发生呈负相关"的观点。

那蔬菜究竟应该怎么吃？怎么选择呢？

1994年起，营养学家和研究人员就蔬菜的生、熟两种做法与癌症风险之间是否存在关系的问题上进行了大量的实验，展开了激烈的讨论，其结论褒贬不一。最终发现，生、熟蔬菜与癌症的发生确实存在不同的关系。在绝大多数癌症中，无论是生蔬菜还是熟蔬菜均与癌症呈负相关。但是，就食管癌而言，生吃蔬菜被认为更能有效预防食管癌的发生。

"生吃蔬菜在很大程度上预防食管癌的发生。"这是2010年耶鲁大学流行病学和公共卫生研究院与全球多个研究院联合研究发现并取得的最新研究结论，也是罕为人知的。

研究人员认为，蔬菜的烹饪方式在很大程度上会直接影响蔬菜的营养价值，包括蔬菜中营养素的可用性、消化酶的利用性等。研究人员建议我们食用生蔬菜的依据主要来源于蔬菜中本身含有干扰素诱生剂。

干扰素诱生剂是一种具有多种功能的活性蛋白质，通常具有抗病毒、增强免疫力的生物活性。当干扰素诱生剂进入体内后作用于人体细胞，对癌细胞进行干扰，起到抑制癌细胞生长、保护食管的作用，从而预防食管癌的发生。

然而，一旦出现高温，干扰素诱生剂就会消失，因此，只有在生食蔬菜时，干扰素诱生剂才能在我们体内发挥积极的作用。

可食用的生蔬菜包括香菜、卷心菜、生菜、番茄、青蒜、白萝卜、红萝卜、黄瓜等。除了生吃蔬菜以外，还可根据自身的口味习惯进行选择，比如凉拌、榨汁等。在食用蔬菜之前一定要对蔬菜进行清洗，做到卫生安全。

对此，我们推荐每天用"果蔬方"，打成汁饮用，这是个不错的方法。何裕民教授已奉行 20 余年，也建议患者采纳，若能坚持，对防癌抗癌是有帮助的！方法很简单：每天早晨选择一些蔬菜水果，洗净，加一根西芹，共同打汁，连汁一起吃下，至于水果蔬菜品种，可以根据自身情况任意选择。怕吃凉的，可以加热后饮用，很方便！

柑橘类水果：有效减轻烟酒毒害

吸烟、饮酒一直是健康的公敌。同样，也被认为是导致食管癌发生的重要危险因素。

在世界癌症研究基金会（WCRF）第三版指南（以下简称"第三版指南"）中指出，饮食中的水果和蔬菜含量与食管癌发生的风险呈负相关，其中柑橘类水果的摄入最能减轻或缓解烟酒摄入对食管造成的伤害。

一直以来，柑橘类水果被认为在我们的健康中充当着极其重要的角色，也是我们日常生活中较为常见的水果。在抗食管癌方面，柑橘类水果中的维生素 C、膳食纤维、叶黄素和叶酸在食管腺癌的预防上展现出较强的作用。

自 1980 年以来，许多流行病学研究指出，柑橘类水果的摄入与食管癌的发生呈负相关。在《癌症起因与控制》期刊的一篇研究中提出，每天摄入 100 克的柑橘类水果（约等于一个橘子）能降低 14％罹患食管癌的风险。

其中，维生素 C 就是里面的大功臣。维生素 C 在食管中起到保护黏膜的作用，在保护人体组织不受到氧化压力带来侵害的同时，还能抑制癌细胞的生长。

然而，对于长期吸烟、饮酒者来说，柑橘类水果中的叶酸与降低吸烟性食管腺癌患者的预后有显著的关系。反之，叶酸的缺乏会影响体内脱氧核糖核酸（DNA）的合成、修复和甲基化的功能，以上提到的任何一种情况都会导致癌症的发生。

天然叶酸存在于深绿色、多叶蔬菜、豆类和柑橘类水果中。对于长期吸烟、饮酒者来说，柑橘类水果是一个不错的选择。值得注意的是，吸烟和饮酒会严重影响叶酸在体内的基础代谢，从而增加罹患食管癌的风险。

戒烟戒酒也是抵抗癌症的重要环节。

除此之外，柑橘水果中还含有多种抗氧化物、类黄酮、多酚类等植物化学物。这些都是对我们人体十分有益的植物化学物，它们在体内能够保护脱氧核糖核酸（DNA），抑制癌细胞的生长，同时还能起到诱导癌细胞凋亡、抑制扩散的作用。

豆类：营养宝库，防癌抗癌能手

大豆是生活中常见的食物，富含多种植物化学物和营养素，如染料木素、大豆异黄酮、蛋白质和大量的不饱和脂肪酸等。

染料木素是大豆中最丰富的活性成分之一，是一种植物雌激素，起到阻止和抑制癌细胞增殖的作用。大豆异黄酮能够在缺氧的条件下诱导食管癌细胞凋亡，并对其中的蛋白质表达进行影响，最终降低癌症复发风险。其中的机制来源于大豆异黄酮在体内能对脱氧核糖核酸进行修复，以达到降低复发率的作用。

除此以外，大豆中还发现大量的优质蛋白和多种不饱和脂肪酸，这些物质除了可以抑制癌细胞增长以外，对我们的健康也有极大的益处。

近几年，日本的"纳豆"被各界人士推广，被日本专家冠上"超级食物"的称号。纳豆是一种由发酵大豆制成的日本传统食品，闻起来有刺鼻的氨气味，吃起来口感黏稠拉丝，让人不是喜欢就是痛恨，即使是日本人也有两极化的反应。但是，由于纳豆的营养价值极高，许多人不管喜不喜欢，都还是会吃纳豆。

纳豆的主要原料就是黄豆。纳豆的前身是中国咸豆豉，早在我国古代的秦汉时期（公元前221—220）就开始制作。后来日本的医学家、生理学家研究发现，豆豉中蛋白质具有不溶解性。但做成纳豆后，变得可溶，并产生大量的氨基酸，原料中的酶素由纳豆菌及关联细菌产生，能够帮助肠胃消化吸收。与此同时，还能产生多种生物活性物质，对机体起到积极的保健作用。

建议在日常生活中多摄入一些豆类及其制品，如豆腐、豆腐干、百叶、豆浆等。

对食管癌患者，不能过分限制碳水化合物

碳水化合物作为三大宏量营养素之一（其余两个分别为脂肪和蛋白质），在我们人体中是能量的主要来源。

近几年，大家十分恐惧"碳水化合物"，尤其是女性。只要一提到"碳水"就不自觉的与"肥胖"画上了等号，认为"碳水"是导致发胖的主要原因。其实不然，作为三大营养素

之一的"碳水",对于我们人体十分重要,只要不过分摄入,就能保持健康体重和身材。

对于食管癌患者,碳水化合物的摄入能起到一定的保护作用。国际上多项研究指出,碳水化合物的摄入与食管癌存在潜在负相关关系。研究表示,适量的碳水化合物在体内能起到抵抗食管癌癌细胞的作用,这与病情状况的发展有着极大的联系。食管癌患者往往会出现能量不足、营养不良的情况,如果此时还不正确选择碳水化合物进行补充,会直接影响治疗效果。

根据最新研究表明,碳水化合物之所以被认为能够降低罹患食管癌的风险主要来源于平时的营养分配。当我们碳水化合物的摄入量较高时,脂肪的摄入量往往比较少。另一方面,碳水化合物主要存在于一些植物性食物中,其中蔬果中含有一定的碳水化合物,而水果和蔬菜已被证实与降低食管癌风险有关。

所以,笔者建议大家应该在碳水化合物的选择上下功夫。可能在我们的印象中,碳水化合物就是面包、米饭、糖类等升糖较快的食物。其实不然,水果和蔬菜中同样含有碳水化合物,被认为是"绿色碳水化合物"。此类碳水化合物的摄入不仅能使我们产生饱腹感,其中富含的膳食纤维等营养素还能带给我们健康。

食管癌消瘦者,可适当饮用发酵乳制品

乳制品(包括牛奶、酸奶)已成为我们日常饮食中的重要组成部分。根据《新京报》报道,十年来,我国人均乳制品消费量增长 36.3%，人均饮奶量增三成。《中国居民膳食指南（2022）》更是将奶及乳制品的推荐摄入量由每天 300 克调整为 300~500 克，这是因为乳制品的营养价值极高，乳制品中的钙、维生素 D 和蛋白质都是属于人体必须补充的营养成分，长期以来，乳制品在我们生活中一直扮演着重要的角色。

随着乳制品的市场越来越多样化，酸奶、奶酪等乳制品也被大家一直关注。大量的研究指出，酸奶相比较其他乳制品更有利于防癌。最新研究指出发酵乳制品，尤其是酸奶，在预防食管癌上起到积极的作用。在一篇汇总了国内外 61 篇文献的荟萃分析中表明，发酵乳制品的摄入能够降低 36% 的食管癌发生率（总受访者人数高达 190 万人）。

其中，酸奶中的益生菌就是热门话题。益生菌，被认为在消化道中担任着不可忽视的角色。它在体内能够通过保持体内平衡的方式，增强宿主细胞的免疫能力。其机制来源于它能下调多种致癌物质对机体的影响，能够通过抗氧化和抗增殖的功能预防癌症。

因此，建议食管癌患者可以适量摄入一些发酵乳制品。发酵乳制品除了可以补充患者营养之外，还能避免患者咀嚼或吞咽困难带来的饮食障碍问题。

市面上的乳制品、发酵乳制品五花八门，难免使读者迷了眼。我们在选择此类商品时应该遵照"原味优于果味，添加剂越少越好"的原则，避免摄入一些含糖量较高的酸奶。

同时，建议在购买时查看商品的食物营养成分表和配料表。以酸奶为例，在食物营养成分表上蛋白质这一栏的含量需 ≥2.3 克/100 克，即每 100 克该产品中蛋白质的含量为 2.3 克及以上。其次，尽量选择配料表的第一位是生牛奶或复原乳，而且乳含量≥80％的发酵奶制品。在益生菌方面，建议酸奶中益生菌数量要达到 10^9 CFU/100 克（100 克检样中含有 10^9 个细菌菌落个数）。

抵御食管癌的营养素

维生素 C：抗癌利器，需适量

维生素 C 是我们在日常营养补充剂中的常备单品，对身体健康的益处是显而易见的，且用途广泛。

在体内，维生素 C 参与人体的基本糖代谢和氧化还原反应。同时，维生素 C 还作为人体最重要的自由基消除剂之一，在防癌和治癌上发挥着独有的作用。

大量的流行病学研究发现，缺乏维生素 C 的人群更易罹患癌症。研究显示，食管癌患者血液中的维生素 C 含量远远低于健康的居民，如我国一些以肉食为主的省份——新疆，该地区食管癌的发病率就很高，这与他们长期摄入大量肉类食物，而粮食、蔬菜、水果摄入量较少有一定的关系，蔬菜和水果中一般富含丰富的维生素 C，而肉类中的维生素 C 含量相对较少。

自 1987 年以来，研究人员就开展了大量关于维生素 C 与食管癌之间关系的研究。虽然研究结果存在争议，但普遍认为维生素 C 在预防和治疗食管癌上起到了积极的作用。一项在德国进行的前瞻性研究发现，维生素 C 补充剂能够通过抑制转录因子蛋白（NF-κB 蛋白）和相关生长因子及细胞因子活性的方式，抑制食管腺癌细胞的生长，起到预防和治疗食管癌的作用。另外，有研究认为，维生素 C 摄入对食管癌的抑制作用与维生素 C 在体内能有效抑制亚硝酸盐转变成亚硝胺有关，而亚硝胺就是导致食管癌发生的诱因之一。

虽然维生素 C 对健康有诸多积极的作用，但维生素 C 的摄入量并非多多益善。研究表明，摄入大量的维生素 C 补充剂可能会产生腹泻、恶心等副作用。因此，对于成人而言，维生素 C 的推荐摄入量（RNI）为每天 100 毫克，而可耐受的最高摄入量（UL）为每天 2 000 毫克。

富含维生素 C 的食物主要为新鲜的果蔬，如青椒、萝卜缨、鲜枣、猕猴桃、柑橘等，这些都是在日常生活中常见且实惠的果蔬。因为维生素 C 比较"娇弱"，遇到高温、遇水后十分容易流失。因此，建议在蔬菜烹调时做到先洗后切、开汤下菜、急火快炒、炒好即食，这样不仅能够最大限度地保留蔬菜中的营养成分，还有助于我们身体对营养素的吸收。

B 族维生素：加一道防范锁

B 族维生素是一个庞大的维生素族群，属于水溶性维生素，是推动体内物质代谢不可缺少的营养素，如维生素 B_1、维生素 B_2、维生素 PP（烟酸）、维生素 B_6、叶酸、维生素 B_{12} 等。

在体内，B 族维生素主要负责碳单位转运工作。碳单位的正常运行是保证细胞正常生长活动的关键，一旦细胞生长出现异常，就很可能导致人体器官发生癌变。

因此，B 族维生素的摄入被认为在癌细胞的发展中起到关键性的作用。如研究显示，当维生素 B_2 缺乏时，体内亚硝胺的代谢将会发生变化，食管上皮细胞就会发生增生，从而增加食管癌的发生风险。

近几年，叶酸与食管癌的相关研究越来越多，并且备受关注。研究人员认为叶酸的摄入量与肿瘤的发展存在密切的联系。多项研究指出，叶酸作为食管的保护因素，摄入量与发病风险呈负相关。第三版指南中也指出，日常生活中常摄入水果和蔬菜能起到降低罹患癌症风险的作用。反之，大量的肉类摄入会增加患癌风险。其中，水果和蔬菜就是叶酸的主要食物来源。

在我国新疆（我国食管癌高发地）进行的一项对照实验，参与者共有 234 名哈萨克族居民（其中包括 84 名患者和 150 名健康居民）。研究人员对受试者每餐的营养素摄入进行 24 小时膳食回顾法研究。结果发现患者的叶酸摄入量普遍较低，且血清中的叶酸水平也比对照组人群低。这一结论与国际上多项研究的结论一致，认为血清中叶酸浓度与食管癌的发病风险呈负相关，尤其对于食管腺癌。

不仅如此，叶酸的摄入对吸烟患者起到一定的保护作用。叶酸摄入量较低的吸烟者罹患食管癌的风险是高叶酸摄入非吸烟者的 8 倍。

因此，日常生活中应适量的补充 B 族维生素，除了能有效降低患食管癌风险以外，还有助于酶在体内发挥作用，尤其对于生理和神经功能上发挥着至关重要的作用。

根据《中国居民膳食营养素参考摄入量》建议，食物是获取 B 族维生素最好的方式。同时，我国居民应参考性别、年龄等因素补充推荐量以内的 B 族维生素。如成年女性维生素 B₂（核黄素）推荐摄入量为 1.2 毫克、成年男性为 1.4 毫克。成年人叶酸推荐摄入量为 400 微克 DFE/天和 600 微克 DFE/天（DFE 指膳食叶酸当量）。

根据《中国食物成分表》显示，富含 B 族维生素的食物有全麦食品、绿色蔬菜、猪肉、牛肉、牛奶、蛋类、花生等。

维生素 E：配合常规治疗，提高治疗效果

维生素 E 是一种脂溶性维生素，是体内重要的抗氧化营养素之一。在日常生活中，维生素 E 一直被用于抗衰老、治疗贫血、防治心血管疾病等方面，反响较好。

近几年，越来越多的研究专注于维生素 E 的摄入与肿瘤之间的关系。研究发现，维生素 E 中存在较多的抗肿瘤机制，在体内发挥着不同的作用。

维生素 E 可通过清除自由基、诱导细胞分化、抑制肿瘤细胞周期和诱导肿瘤细胞凋亡等功能，达到抑制肿瘤形成，控制肿瘤细胞生长的作用。

此外，维生素 E 的摄入可减轻抗癌药物本身给身体带来的副作用。不仅如此，维生素 E 还能增加抗癌药物的疗效，尤其在消化道肿瘤方面体现得尤为突出。研究发现，维生素 E 的摄入能有效降低食管癌的发病率，尤其在抑制食管鳞状细胞癌和腺癌的发生中较为突出。

在日常生活中，另外，患者的吸收能力普遍比健康人群差，这也导致患者更容易出现维生素 E 缺乏的营养问题。因此，为避免患者出现维生素 E 缺乏，中国营养学会建议成年

人的维生素 E 每天摄入量为 14 毫克 α-生育酚当量，每天可耐受的最高摄入量（UL）在 700 毫克 α-生育酚当量以内。

富含维生素 E 的食物主要以植物油、坚果类、蔬菜类为主，植物油包括棕榈油、葵花籽油、芥子油、玉米油、大豆油、橄榄油、芝麻油等；坚果类，如花生、葵瓜籽、白芝麻、杏仁、松子、扁桃等；深绿色蔬菜类与其制品类也含有大量的维生素 E。

β-胡萝卜素：抗氧化维生素，防癌

β-胡萝卜素是人体所需要的抗氧化维生素。在体内，β-胡萝卜素是维生素 A 的前体物质。维生素 A 的功能主要体现在保护视力、增强免疫力和维持皮肤与黏膜的健康等方面。

有充分的证据表明，食物中摄入更多的抗氧化剂有助于增强免疫功能、减少自由基的产生、降低罹患心脏病和癌症的风险。自由基在体内通过氧化反应破坏健康细胞，随着时间的推移，细胞的损害会导致许多慢性疾病。而 β-胡萝卜素的摄入能保护身体免受自由基破坏性分子的侵害。

2007 年，世界癌症研究基金会（WCRF）发布了一份关于食物和预防癌症的综合报告，称 β-胡萝卜素与消化道癌症存在密切的联系，其中包括食管癌。研究发现，β-胡萝卜素与破坏脱氧核糖核酸（DNA）的自由基之间存在一定的关系。在多项动物实验中发现，β-胡萝卜素可以保护小鼠皮肤、黏膜部位的鳞状上皮细胞免受肿瘤细胞的侵害，还可以通过影响癌前病变（尤其是巴雷特食管）的方式预防人类食管癌的发生。巴雷特食管是一种胃食管反流病，被认为是食管腺癌发生的前兆。

因此，专家建议含有β-胡萝卜素的食物应常出现在我们的餐盘中，并建议通过食物的方式获取β-胡萝卜素。

β-胡萝卜素主要来源于黄色、橙色和绿色的蔬果，如胡萝卜、菠菜、生菜、番茄、红薯、西蓝花、哈密瓜等。一般来说，水果或蔬菜的颜色越深，所含的β-胡萝卜素就越多。

维生素 D：具有防范癌症的功效

维生素 D 是人体必需的脂溶性维生素，也是我们日常生活中常见的维生素，属于类固醇衍生物。

多年以来，全球研究人员一直致力于维生素 D 与癌症之间关系的研究，认为维生素 D 的摄入能够起到预防癌症的作用。目前，已有研究发现维生素 D 缺乏与多种肿瘤的发生、发展有关。充足的维生素 D 水平可在很大程度上降低多种肿瘤的发生风险，还能提高某些肿瘤患者的存活率。

有研究发现，维生素 D 在体内可参与调节钙磷代谢，通过抑制肿瘤细胞增殖、诱导细胞分化、促进细胞凋亡、抗血管生成、抑制肿瘤细胞浸润与转移以及抑制炎症等方式，发挥抗肿瘤的作用。

一直以来，大家都将目光锁定在维生素 D 与结肠癌之间的关系上，只有极少数研究关注预后不佳的食管癌。2006 年，发表在《国家癌症研究所杂志》（*JNCI*）的一项研究显示，维生素 D 的摄入与巴雷特食管风险有关。其中的机制来源于我们体内一种名叫"15-前列腺素脱氢酶"的蛋白质。"15-前列腺素脱氢酶"蛋白质在体内起到了保护胃肠屏障的作用，类似于抑癌剂，而维生素 D 的摄入会增加这种蛋白质的活性，从而对胃肠道进行保护。

维生素 D 的摄入除了能够抑制癌细胞增长以外，还起到调节细胞的作用，从而提高对某些疾病的抵抗力。

因此，在日常生活中摄取维生素 D 是很有必要的，但是如果通过保健品的方式，很有可能导致维生素 D 摄入过量，从而出现血钙水平升高、恶心、呕吐、腹痛等症状。

因此，建议通过天然食物获取维生素 D，维生素 D 含量较高的食物主要存在于动物肝脏、蛋黄、海鱼等食物中。

ω-3 脂肪酸：减少放化疗毒性的影响

炎症，可能是每一位食管癌患者甚至所有癌症患者都面临的问题。那如何有效通过营养的介入来改善此问题呢？这就要从优质的脂肪酸谈起。

近十年来，越来越多的医学证据支持 ω-3 脂肪酸是对抗癌症、增强抗癌药作用、降低药物毒性的有益营养素。

ω-3 脂肪酸中的二十碳五烯酸（EPA）和二十二碳六烯酸（DHA）可通过介入癌细胞增殖、细胞存活、发炎、血管生成和癌细胞转移的方式，达到抗炎、抗氧化、抑制血管生成及协同化疗药的作用，让肿瘤细胞对化疗更加敏感，使患者在进行癌症治疗时达到更好的治疗效果。

此外，ω-3 脂肪酸还被认为能够维持体内的瘦素组织（身体内非脂肪组织），此类组织对于化疗产生的毒性更具有耐受性。因此，这也解释了为什么 ω-3 脂肪酸能够有效地通过其抗炎作用降低化疗所带来的毒性。

除此之外，患者在化疗期间可以适量的补充一些含有 ω-3 脂肪酸的食物，以避免化疗期间出现营养不良的情况。营养不良在胃肠道癌症（包括食管癌）中十分常见，与发病率和死亡率增加、住院时间延长、治疗效果降低和毒性增加有关。

患者在吞咽困难得到缓解的同时，也会出现恶心、口腔炎、腹泻和呕吐等不适症状，导致营养状况进一步下降。因此，维持良好的营养状况已被认为是治疗计划中至关重要的一个环节。ω-3 脂肪酸的摄入除了能在很大程度上解决化疗时出现的营养问题以外，还有助于改善并维持患者的心血管健康、解决患者体重、腰围、肝脏脂肪超标等健康问题。

其中，鱼油中的 ω-3 脂肪酸被认为最有利用价值。因此，欧洲临床营养与代谢协会（European Society for Clinical Nutrition and Metabolism，ESPEN）在 2017 年建议，癌症患者每天需额外摄入 2 克的鱼油，以达到改善患者的食欲、减少化疗的副作用，提高生活品质的目的。

在日常生活中，富含 ω-3 脂肪酸的食物主要分布在海鱼中，如鲑鱼、鳕鱼、金枪鱼和鲭鱼等。此外，亚麻籽、向日葵籽和玉米等也是 ω-3 脂肪酸含量较高的植物来源。

膳食纤维——守护食管健康

膳食纤维是一种不能被人体消化吸收的物质，按照溶解度可分为可溶性纤维和不溶性纤维。常见的如纤维素、半纤维素、木质素和果胶等。其中果胶是可溶性纤维，主要存在于植物的细胞壁和细胞内层。纤维素、半纤维素、木质素是不可溶性纤维，主要存在于谷物的表皮、蔬菜的茎叶、豆类等。

膳食纤维被誉为是"肠道清道夫"，它能够有效促进肠道蠕动，增加大便体积，改善大便质地，促进大便排出。但膳食纤维的妙处远不止于此，它还能促进益生菌的生长，更好地抑制致病菌生长，从而抑制致癌物的生成。并且可以促进巨噬细胞的吞咽能力，更好的阻断亚硝胺合成。

膳食纤维在降低患癌风险上发挥的作用，近几年被广泛关注。已有多项研究认为膳食纤维可以降低患结直肠癌、食管癌、胃癌和胰腺癌的风险。在一项荟萃分析中，研究人员对膳食纤维的最高和最低摄入量受试者患食管腺癌的风险进行了比较，发现膳食纤维在食管腺癌中扮演着一个保护的角色。

膳食纤维的摄入对食管鳞状细胞癌来说同样有保护作用。除此之外，高纤维食物中的植酸已被证实在体内可以起到减少细胞增殖和促进细胞凋亡的作用，从而抑制食管腺癌细胞的生长。同时，膳食纤维在修复食管内壁受损细胞方面可能也发挥着一定的作用。

国际上多项研究也认为，膳食纤维能够有效降低罹患食管腺癌的风险。在一篇包含了 15 篇文献的荟萃分析中表明，膳食纤维摄入与巴雷特食管和食管癌的风险呈负相关。

此外，膳食纤维还被认为有改善胃食管反流和/或控制体重的作用。《国际癌症杂志》的一篇关于"大量摄入膳食纤维可能对预防口腔癌、咽癌和食管癌起到保护作用"的研究中也肯定了膳食纤维对食管癌的预防作用。

随着生活水平的提高，人们主食中精细米面摄入较多，膳食纤维及其他营养素的摄入却大打折扣。因此，建议在平时的主食中适量加些粗粮，如玉米、燕麦、紫米、糙米、青豆、黄豆、马铃薯、地瓜等。在水果选择上，像火龙果、猕猴桃、无花果这类带籽的水果膳食纤维更丰富一些。水果直接吃的营养价值要比榨成果汁的高。在蔬菜的选择上，秋葵、西蓝花、茼蒿、苋菜、南瓜、金针菇等都是富含膳食纤维的蔬菜，大家可以经常食用。

五
借东方智慧以纠治食管癌

中医药在改善食管癌患者临床症状、减轻化放疗毒副作用、提高生活质量、延长生存周期、带瘤生存等方面有一定的优势。中医自古就提出了药食同源的思想，临床上通过对食管癌患者的辨证施膳和对症调膳，不仅可以改善患者营养状况，而且可以辅助临床治疗，提高治疗效果。

中医药纠治食管癌概述

"噎膈"病名的由来

中医古籍中描述的"进食后哽噎感、进行性吞咽困难"与食管癌表现相似，中医将其称为"噎膈"。噎即噎塞，就是吞咽之时哽噎不顺；膈为格拒，就是膈阻不通，饮食不下，或食入即吐。"噎乃膈之始，膈乃噎之渐"，也就是说，噎是膈的轻浅阶段，膈是由噎发展而来的，噎可以单独出现，也可以是膈的前驱症状，所以统称为噎膈。

在古代，噎膈是常见病，早在《黄帝内经》里就有论述，称为"隔"（古隔同膈）。到隋唐医家多将噎膈病分而论之，巢元方《诸病源候论》分为五噎与五膈，至宋代的严用和在《济生方》中首先提出噎膈病名，后世医家沿用至今。

中医对噎膈病因病机的认识

中医学认为，噎膈的形成与酒食不节、七情内伤、久病年老密切相关。①饮食不节：平时嗜酒无度，或过食肥甘辛香燥热之品，导致胃肠积热，津液耗损，痰热内结；或饮食过热，或食物粗糙，或常食发霉之物，损伤食管、胃脘而致。②七情内伤：日常性情急躁，忧思恼怒，忧思则伤脾，脾伤则气结，水失运化，滋生痰浊；恼怒则伤肝，肝伤气机郁滞，血液运行不畅而成瘀，已结之气，与继生之痰、瘀交阻于食管、贲门，而成噎膈。③久病年老：胃痛、呕吐等病变日久，饮食减少，气血化源不足，胃脘枯槁；或年老体衰，精血亏损，气阴渐伤，津气失布，痰气瘀阻，而成噎膈。

气、痰、瘀交结，阻隔于食管、胃脘，导致津气耗伤，胃失通降而成噎膈。其病位在食管，属胃气所主，病变与肝、脾、肾三脏有关，因三脏之经络皆与食管相连，从而影响食管的功能。七情内伤、饮食不节、年老肾虚致使肝、脾、肾三脏功能失常。脾之功能失调，健运失司，水湿聚而为痰；肝之疏泄失常，则气失条达，可使气滞血瘀或气郁化火；肾阴不足，则不能濡养咽嗌，肾阳虚馁，不能温运脾土，以致气滞、痰阻、血瘀，使食管狭窄，胃失通降，津液干涸失濡而成噎膈。

自古噎膈就被称为中医四大难证之一，从元代朱丹溪开始，随着对噎膈的临床治疗经验不断完善，广大医家察觉到有一类噎膈患者是难以治愈的，这类患者一般多年老体衰，常伴有泛吐痰涎、大便干结、疼痛等症状。如朱丹溪在《金匮钩玄》中论述噎膈时指出："气血俱虚者，则口中多出沫，但见沫大出者，必死；……粪如羊屎者，断不可治，大肠无血故也。"首先提出了噎膈属于难治证，并指出"噎膈不治证"的两种情况，一是由于气血亏虚，口吐痰涎者；二是由于大肠失濡，粪如羊屎者。临床上晚期食管癌患者往往出现极度消瘦、疼痛、消化功能障碍、便秘等问题，此时气血亏虚、食管津液枯涸，实属难治，患者往往预后不良。

上海民生中医门诊部治疗食管癌的概况

何裕民教授长期在上海民生中医门诊部从事肿瘤防治工作，该医疗机构脱胎于 1994 年成立的中医药研究机构，从世纪之交正式发展成为专业性的中医药防治肿瘤机构，每年接受不少癌症患者求治。从 2012 年始，上海民生中医门诊部正式开始进行患者数据追踪、分析及相应的院外康复指导。2013—2021 年期间接受癌症患者求治近 4 万例，其中食管癌患者 1 091 例，约占总癌症患者人数的 2.73%（图 3）。

根据国内相关资料，通常情况下早期食管癌的 5 年生存率可达到 50%，晚期食管癌的 5 年生存率仅为 5% 左右。本医疗机构早期（指能够手术的）可达 90%，晚期（指有转移而无法手术者）可达 50%～60%。当然，我们强调的是综合治疗，尤其是生活方式调整，内服外敷等。因为相对来说，本病属于较为难治性的癌症，要强调综合纠治。

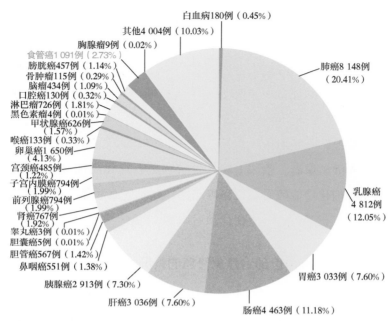

图 3　2013—2021 年上海民生中医门诊部癌症患者病例分布情况

现代中医治疗——零毒化疗

由于食管癌转移复发率高，加上中晚期的手术、化放疗效果又差，故食管癌的 5 年生存率较低。食管癌中晚期局部症状很突出，尤其是手术、放疗后局部狭窄造成的吞咽障碍更为常见。中医药不仅对改善局部症状有明显作用，而且一些棘手的患者，零毒化疗方法还可以有直接的疗效。

零毒化疗就是用无毒副作用的方式，诱导肿瘤细胞分化与凋亡。何裕民教授及其团队经过多年临床实践，创立的"零毒疗法"能够有效治疗食管癌，采用诱导癌细胞分化凋亡的中药提取物，促使癌细胞"逆转"，回归正常细胞代谢、凋亡，又具有无毒副作用的特点，对人体正常细胞代谢并无不利影响。

食管癌相当一部分患者中有营养不良、消瘦、体质虚弱的表现，中医中药在改善患者体质、增加营养方面也有相当优势。在手术放化疗期间配合中药治疗，特别是零毒抑瘤，每有减毒、增效、增敏等作用；晚期多脏器转移的患者，由于无法应用放疗，化疗效果又欠佳，严重的毒副反应患者又无法承受，此时中医药治疗，尤其是零毒化疗，常能起到缓解病情、减轻毒副作用、提高生活质量、延长生存周期，甚至能抑制肿瘤生长，达到带瘤生存的目的。近十年来，由于中医药和零毒化疗在肿瘤领域的广泛应用，大大降低了食管癌的转移复发率，并使大多数晚期患者延长了生命，部分可完全康复。

中医治疗食管癌以辨证与辨病结合，整体与局部兼顾，治标与治本双管齐下，充分利用零毒抑瘤的优势。在具体治法上，本病虽有气、痰、瘀、毒四邪内阻，但四者中尤以痰结为主，故食管癌患者常见呕吐痰涎。痰涎是由癌的鳞状细胞所分泌，痰涎过多，局部管壁肥大增厚，管腔变窄受阻，吞咽障碍则明显。反之，患者症状减轻，饮食增加，局部病变易于控制。中医药减轻痰涎有一定效果。因此，化痰一法，在本病治疗中就常有特殊意义。

同时，不可大量运用以毒攻毒、清热解毒之药，也不可滥用益气补阳之品，当根据不同病情、不同阶段制订不同的治疗方案。

童老伯是何裕民教授的忘年交，1996年开始在门诊相识，当时77～78岁，因吃东西有噎阻感而确诊为中段食管癌，做过内放疗，老人感到食管烧灼而无法接受，中途放弃了治疗。一心只想吃中药，找何裕民教授诊疗。初起每次2～3个子女扶他来，仍挺不起胸，经过中医治疗1年多后，恢复不错。老人平时每天日程安排得满满的，还上网、炒股。据他自己说，因心态好，炒股还没失过手。约一年半前，已是87岁高龄的他，又由子女陪来找何裕民教授，原来近期发现心窝下痛，吃东西不像原先那么香了。一查，胃贲门有癌变。不过这次老人可不当回事了，他说这只不过是一类慢性病，自己食管癌10年都过来了，这次又有点小问题，无非是继续吃中药、零毒抑瘤罢了。一段时间治疗下来，吃饭已改善，没有什么不适了。

食道粉，消解噎膈

历史上，中医学素有四大顽症之说，涉及风、痨、臌、膈，其中"风"指中风。古代缺乏抢救措施，有经验的医师不多，易致伤亡；"痨"指肺痨（就是肺结核），在链霉素发明前，肺痨整体疗效不佳；"臌"类似于现代肝硬化腹水或恶性腹水等，至今仍旧是疑难症；"膈"是噎膈，其中"噎"指吞咽困难，"膈"指阻隔，吃了就吐，其实是食管癌/贲门癌等的突出表现。故食管癌解决噎膈问题就是关键。除了辨证论治，调控饮食，讲究吃法，多用果蔬方等外，我们还研发了"食道粉"，以有一定消积软坚、化腐生肌作用的中药（如硇砂等）研磨，调入藕粉或蜂蜜中，让有噎膈症状的患者徐徐下咽，常可起到消解食管梗阻，促使患者逐步进食的作用。早年，在许多没法放疗的食管癌患者中，我们常常借助"食道粉"，改善核心症状，争取控制病情，促使康复。随着近年来食管癌疗法的改进，"食道粉"的使用频率有所下降。但依然是重要的补救措施之一。

> 2000 年 4 月，江苏盐城的某老太，由多位子女陪着找何裕民教授看病，患了噎膈，明确诊断为食管癌，咽不下东西。老太当时已 80 多岁了，骨瘦如柴，放疗和化疗都不可能，手术承受不了。老太非常焦躁，不过她没有文化。我们就联合起来哄她，说有炎症，吃慢一点，会好起来的。好在当时她虽不能吃干饭馍馍，但还能喝点水。何裕民教授第一件事就是让子女们把做好的食物打成糊状，让她慢慢咽；同时用食道粉，每次一两勺，加蜂蜜调成糊状，慢慢吞，一天吞个两次，嘱咐说万一老太胃有点不舒服（怕影响胃），慢慢喝口水下去，冲到胃就可以了。老太逐渐就能吃东西了。三个多月后复诊，老太居然胖了五斤。尽管人还很焦躁，但症状大有好转了。结果老太又活了七年多，93 岁才去世，家属们十分感谢。故对一些没法用创伤性疗法的食管癌患者来说，食道粉是很好的补救方法。

药食同源，食医同治显佳效

神农时代药食不分，许多食物即中药，二者之间并无绝对的界线。如《淮南子·修务训》记载："神农尝百草之滋味，水泉之甘苦，令民知所避就。当此之时，一日而遇七十毒。"杨上善在《黄帝内经太素》说："空腹食之为食物，患者食之为药物。"提出了药食同源的思想。

《黄帝内经》最早提出了食疗的原则，如《素问·五常政大论篇》说："大毒治病，十去其六；常毒治病，十去其七；小毒治病，十去其八；无毒治病，十去其九；谷肉果菜，食养尽之，无使过之，伤其正也。"

古代医家用中药的"四气五味"理论指导饮食，使某些疾病得到医治，而逐渐形成了药膳食疗学，即每种食物也有"四气五味"，也有寒热温凉、酸苦甘辛咸之别。温性食物可以增加活力，改善衰退、萎缩、贫血的身体状况，如葱、大蒜、辣椒、姜、胡椒等辛辣调味料，南瓜、大头菜、荔枝、番石榴、木瓜等蔬果则属于温性食物；凉性食物则可镇静，改善亢进的功能，如芹菜、菠菜、白菜、空心菜、番茄、萝卜、丝瓜、苦瓜、黄瓜、海带、西瓜等属于凉性食物，平时可以选择适合的蔬果适量食用。但疾病时应根据患者对营养的需求，保证全面营养的膳食，任何一种食物不宜过度或缺乏。

食管癌患者饮食宜清淡，不偏嗜，多食用富含维生素、微量元素及纤维素类食品等。早期饮食上主要利用胃肠道的最大消化吸收能力，尽可能多地补充营养成分，以使身体强壮起来；多吃新鲜的食物，补充蛋白质、维生素、脂肪等。晚期出现恶病质，可多补充蛋白质，如牛奶、鸡蛋、鸭肉、鹅肉、猪瘦肉等。出现完全性梗阻现象时，可采用静脉补液、胃造瘘手术以便给予高营养食物来维持生命。当出现吞咽困难时，可采用流质食品，细嚼慢咽，少食多餐，要特别注意避免进食冷的食物和放置过久的食物。

"安身之本，必资于食""食借药之力，药助食之功"，食管癌的日常调理中，既能借助食物达到药物与食物的综合作用，又能满足营养与保健的需求。

食管癌的辨证施膳

痰气交阻证

症状：吞咽困难，胸膈痞满，甚则疼痛，情志舒畅可稍减轻，嗳气呃逆，呕吐痰涎，舌苔薄腻，脉弦滑。

治法：开郁化痰，降气润燥。

方药：可用启膈散加减，药用郁金、砂仁、沙参、贝母、茯苓、半夏、丹参、陈皮等。

● 饮食建议

此证型适宜食用白萝卜、荸荠、洋葱、包菜、芹菜、丝瓜、香椿、芦笋、紫菜、海蜇、海带、豆芽、蚕豆、燕麦、芡实、鲫鱼、鲢鱼、带鱼等具有理气健脾、开胃化痰的食物。

若患者平素忧郁，烦闷不乐，或伴有胸胁胀满，善太息，或嗳气呃逆，或咽间有异物感，或乳房胀痛，睡眠较差，食欲减退，舌淡红，苔薄白，脉弦，属于气机郁滞者，可食用蘑菇、白萝卜、佛手、淡豆豉、柑橘、柚子、薄荷、玫瑰花、茉莉花、绿萼梅等具有调畅气机、疏肝解郁作用的食物。此外，患者应多进食新鲜水果、蔬菜、豆类、牛奶、鱼、蛋等食物，避免食用干硬、生冷、过热、产气过多的食物，忌暴饮暴食或者长期不进食，禁烟、酒、咖啡等刺激性食物，少食多餐，定时定量进食。

◇ 菱粉羹

食材：菱角粉 50 克。

做法：将菱角粉置于锅中，加清水 500 毫升，加热煮开，调成羹状，分次服用。

功效：菱角粉性偏凉、味甘，具有补脾益气、利湿祛痰之功。适用于吞咽梗阻、痰多胸闷的食管癌患者。

◇ 紫苏煮散

食材：紫苏梗 15 克。

做法：将紫苏梗研成细末，加清水 200 毫升，大火煮开，再用小火煮 6 分钟，过滤取汁，分 3～4 次喝完。

功效：紫苏梗性微温，味辛、甘，具有行气、宽中、除胀、和胃、止痛、止呕之功，能开胸膈、醒脾胃、化痰饮、散郁结、行气滞，适用于食管癌痰气交阻所致而见吞咽梗阻、胸膈痞闷者。

◇ 陈皮佛手饮

食材：陈皮 20 克，佛手 20 克。

做法：将陈皮、佛手洗净，一同放置锅中，加入 1 000 毫升清水，急火煮开，改小火煮约 30 分钟，过滤取汁，分次饮服。

功效：陈皮性温，味苦、辛，具有健脾开胃、理气消食、燥湿化痰之功；当归性温，味甘、辛、苦，具有补血活血、调经止痛、润肠通便之功；佛手性温，味辛、苦、酸，具有疏肝理气、和中化痰之功。两者配合，共奏化痰行气之效。适用于痰气交阻而见吞咽梗阻、胸膈痞闷的食管癌患者。

瘀血内结证

症状：吞咽梗阻，胸膈疼痛，痛有定处，饮食难下，或食入即吐，甚至水饮难进，面色晦滞，形体消瘦，肌肤枯燥，大便坚如羊屎，或呕吐物如赤小豆汁，或便血，舌紫暗，或舌红少津，脉细涩。

治法：破结化瘀，滋阴养血。

方法：可用通幽汤加减，药用桃仁、地黄、当归、槟榔、升麻、贝母、瓜蒌等。

• 饮食建议

此类患者适宜食用山楂、油菜、黑大豆、茄子、玫瑰花等具有活血祛瘀作用的食物，破结化瘀，促进血液循环。

• 食疗推荐方

◇ 通幽猴头汤

食材：桃仁 10 克，红花 6 克，丹参 12 克，生地黄 10 克，熟地黄 15 克，当归 15 克，浙贝母 6 克，猴头菇 30 克，食盐少许。

做法：先将桃仁、红花、当归、丹参、生地黄、熟地黄、浙贝母七味药煎汤，滤汁去渣，加入猴头菇，待猴头菇煮烂后，加食盐调味。每天 1 剂，连服 30 天。

功效：桃仁性平，味苦，具有活血祛瘀、润肠通便、止咳平喘之功；红花性温，味辛，具有活血通经、散瘀止痛之功；丹参性微寒，味苦，具有活血祛瘀、凉血消痈、养血安神之功；生地黄性寒，味甘、苦，具有滋阴、凉血之功；熟地黄性微温，味甘，具有补血养阴、填精益髓之功；当归性温，味甘、辛、苦，具有补血活血、调经止痛、润肠通便之功；浙贝母性寒，味苦，具有清热化痰止咳、解毒散结消痈之功；猴头菇性平，味甘，能利五脏、助消化，具有健胃、补虚、抗癌、益肾精之功；八味配合，共奏活血散瘀、解毒散结、养阴填精之效。主要用于治疗瘀血阻滞、阴津不足所致的食管癌患者。

◇ **百合三七炖兔肉**

食材：百合 40 克，三七 10 克，兔肉 250 克，生姜 10 克，食盐、大蒜、酱油、葱段、味精各适量。

做法：将三七用清水浸泡，待泡软后，切成片；兔肉去筋膜，洗净切片；生姜洗净切片。将三七、百合、兔肉、生姜、大蒜、葱段一并放入砂锅中，加清水适量，大火煮沸，改小火炖至熟烂，加入食盐、酱油、味精调味，即可食用。每天吃兔肉、喝汤。每天 1 剂，分 2 次服用，连服 5～7 天。

功效：百合性寒，味甘，具有养阴润肺，清心安神之功；三七性温，味甘、微苦，具有化瘀止血、活血定痛之功；兔肉性凉，味甘，具有补中益气、滋阴养颜、生津止渴之功。该食疗方能活血化瘀、养阴安神，适用于瘀血内结之食管癌患者。

◇ **桃仁粥**

食材：桃仁 10 克，粳米 60 克，红糖适量。

做法：将桃仁去皮、尖，焙干，研成末；粳米洗净，放入锅中，加清水适量，先用大火烧开，再改用小火慢煮，待煮成稀粥，加入桃仁末与红糖，再稍煮即成。趁热服用。每天 1 剂，分 2 次服用，连服 5～7 天。

功效：桃仁性平，味苦，具有活血祛瘀、润肠通便、止咳平喘之功；粳米性平，味甘，具有补中益气、健脾和胃之功。两者配合，共奏活血化瘀、健脾益气之效。适用于瘀血内结之食管癌患者。

◆ **猴菇海带汤**

食材：猴头菇 30 克，海带丝 20 克，熟地黄 15 克，当归 12 克，桃仁 9 克，红花 6 克，高汤及食用油、食盐、小苏打各适量。

做法：准备 1 碗淘米水，加少许食盐和小苏打，加热至 40～50℃，猴头菇先冲刷表面的灰尘，菇面朝下，浸入淘米水中，浸泡 2～3 小时，洗净，削去底部木质部分，切成厚片备用；将熟地黄、当归、桃仁、红花四味药煎汤，滤汁去渣，再加入猴头菇、海带丝和高汤，同煮至熟，加入食用油、食盐调味后即可食用。每天 1 剂，分 2 次服用，连服 20～30 天为 1 疗程。

功效：熟地黄性微温，味甘，具有补血养阴、填精益髓之功；当归性温，味甘、辛，具有补血活血、调经止痛、润肠通便之功；桃仁性平，味苦，具有活血祛瘀、润肠通便、止咳平喘之功；红花性温，味辛，具有活血通经、散瘀止痛之功；猴头菇性平，味甘，能利五脏、助消化，具有健胃、补虚、抗癌、益肾精之功。该食疗方共奏活血祛瘀、补益气阴、养血填精之效，适用于瘀血内结、体虚乏力之食管癌患者。

◆ **三七桃仁瘦肉汤**

食材：三七 10 克，桃仁 15 克，猪瘦肉 50 克，食盐适量。

做法：将三七用清水浸泡，待泡软后，切成片；桃仁、猪瘦肉洗净。将全部用料一起放入炖盅内，加适量开水，小火炖2小时，加入食盐调味。随意饮用。

功效：三七性温，味甘、微苦，具有化瘀止血、活血定痛之功；桃仁性平，味苦，具有活血祛瘀、润肠通便、止咳平喘之功；两者配合，共奏活血祛瘀、通络止痛之效。适用于食管癌属于瘀血内阻者，症见进食梗阻感、胸痛固定、肌肤甲错、舌质暗红或边有瘀点瘀斑、脉细涩。

津亏热结证

症状：吞咽哽塞，胸膈胀痛，水饮可下，食物难进，形体消瘦，肌肤枯燥，口干咽燥，大便干结，五心烦热，舌质红，或有裂纹，脉弦细数。

治法：滋养津液，泻热散结。

方法：可用沙参麦冬汤加减，药用沙参、麦冬、玉竹、天花粉、扁豆、生地黄、石斛、玄参等。

• 饮食建议

此类患者适宜食用鸭肉、猪皮、芝麻、银耳、百合、木耳、大白菜、甘蔗、桃子、梨、葡萄、玉竹等具有养阴生津作用的食物。

• 食疗推荐方

◇ 蜜饯梨

食材：雪梨或鸭梨 500 克，蜂蜜 250 克，水适量。

做法：将雪梨或鸭梨洗净，去柄、核，切片，放入锅中，加入适量水，熬煮，待水将耗干时，再加少量水和蜂蜜，以小火煮透收汁即可，放置冷凉，置瓶中备用。随时服用。

功效：梨性凉，味甘、微酸，具有生津、润燥、清热、化痰之效；蜂蜜性平，味甘，具有补中缓急、润肺止咳、润肠通便之功。两者配合，共奏生津润燥之效。适用于食管癌津亏便秘者。

◈ 三耳汤

食材：银耳、黑木耳、平菇（均为干品）各 10 克，冰糖 30 克。

做法：将银耳、黑木耳、平菇泡发，洗净，去除杂质，放入碗中，加入冰糖和适量水，上锅蒸 1 小时，熟透。分次或一次食用。

功效：银耳性平，味甘，具有清热养阴、润燥生津、补肺益气之功；黑木耳性平，味甘，具有润肺、益气、补脑、轻身、凉血、止血、涩肠、活血、强志、养颜之功；平菇性平，味甘，具有健脾益胃、化痰益气、祛风通络之功。三味配合，共奏滋阴补虚之效。适用于食管癌阴虚火旺、大便干燥、身体虚弱者。

◈ 鲜芦根粥

食材：鲜芦根 100 克，竹茹 15 克，粳米 50 克，生姜 2 片。

做法：鲜芦根洗净，切段，去节，将芦根与竹茹一起放入锅中，加入清水 1 500 毫升，取汁 1 000 毫升，去渣留汁，将粳米、生姜放入，大火煮沸，小火煮粥。每天 2 次，温服。

功效：鲜芦根性寒，味甘，具有清热泻火、生津止渴、除烦、止呕、利尿之功；竹茹性微寒，味甘，具有清化热痰、除烦止呕之功；粳米性平，味甘，具有补中益气、健脾和胃之功；生姜性微温，味辛，具有解表散寒、温中止呕、温肺止咳、解毒之功。四味配合，共奏清热生津、降逆止呕之效。适用于食管癌津亏热结、呕吐上逆者。

◆ **桑葚糖**

食材：干桑葚 200 克，白糖 500 克。

做法：白糖放入锅中，加水少许，以小火熬至较稠厚时，加入干桑葚碎末，搅拌均匀，熬煮至用铲挑起即成丝状，而不粘手时，关火，将糖倒在表面涂过食用油的搪瓷盘中，稍晾凉，分成小块即可。随时服用。

功效：干桑葚性微寒，味甘、酸，具有滋补肝肾、生津润肠、乌发明目、止咳解毒之功；白糖性平，味甘，具有补中益气、和胃润肺、养阴止汗之功。两者配合，共奏滋阴补肝肾、生津润肠之效。适用于食管癌肝肾阴虚、便秘者。

◆ **百合饮**

食材：鲜百合 100 克。

做法：将鲜百合洗净，放入锅中，加清水 1 000 毫升，大火煮开约 3 分钟，改小火煮约 20 分钟，分次服用。

功效：百合性寒，味甘，具有养阴润肺、清心安神之功。该食疗方能滋阴养液生津，适用于吞咽涩痛、口干欲饮、大便干结的食管癌患者。

气虚阳微证

症状：长期吞咽受阻，饮食不下，面色㿠白，精神疲惫，形寒气短，面浮足肿，泛吐清涎，腹胀便溏，舌淡苔白，脉细弱。

治法：温补脾肾，益气回阳。

方法：可用补气运脾汤合右归丸加减，药用黄芪、党参、茯苓、菟丝子、熟地黄、枸杞子、山茱萸、白术、砂仁、陈皮、清半夏、旋覆花等。

- 饮食建议

此类患者适宜食用羊肾、蘑菇、牛肉、山药、小米、红薯、马铃薯、胡萝卜、猴头菇、鸡肉、鹅肉、鹌鹑、青鱼、鲢鱼、黄鱼等具有益气温阳、补肾健脾功效的食物。

- 食疗推荐方

补气运脾粥

食材：党参（或人参）12 克，茯苓 15 克，白术 10 克，黄芪 10 克，陈皮 10 克，大枣 5 枚，粳米 50 克，白糖适量。

做法：先将前五味药加水煎煮，去渣取汁；加入粳米、大枣，待米烂，粥即成；再加入白糖，调匀即成。若用人参，宜将人参单独煎煮，取汁兑入粥内。每天 1 剂，连服 15～30 剂，也可常服。

功效：党参性平，味甘，具有健脾益肺、养血生津之功；茯苓性平，味甘、淡，具有利水渗湿、健脾安神之功；白术性温，味苦，具有健脾益气、燥湿利水、止汗安胎之功；黄芪性微温，味甘，具有健脾补中、升阳举陷、益卫固表、利尿、托毒生肌之功；陈皮性温，味辛、苦，具有理气和中、燥湿化痰、利水通便之功；大枣性温，味甘，具有补中益气、养血安神、缓和药性之功；粳米性平，味甘，具有补中益气、健脾和胃之功。该食疗方具有补中益气、健脾安神之效。适用于食管癌中气不运、噎塞者。

参芪炖黑鱼

食材：黑鱼 1 条（约 250 克），党参 10 克，黄芪 30 克，大枣 5 枚。

做法：将党参洗净，切片；黑鱼去鳞、腮、内脏，洗净；黄芪、大枣洗净。把全部用料一起放入炖盅内，加适量开水，炖 2 小时，去黄芪、党参，捞起黑鱼，加入调味料调味即可。饮汤食肉。服本方忌食萝卜以免降低党参功效。

功效：黑鱼性寒，味甘，具有补脾利水、通气消胀、益阴壮阳、养血补虚、养心补肾、益精祛风之功；党参性平，味甘，具有补脾益肺、生津养血之功；黄芪性微温，味甘，具有健脾补中、升阳举陷、益卫固表、利尿、托毒生肌之功；大枣性温，味甘，具有补中益气、养血安神、缓和药性之功。该食疗方能益气养血、补虚生肌。适用于食管癌及各种癌症手术后气血两虚，术后创口难以愈合者，症见面色萎黄无华、形体消瘦、神疲懒言、纳呆气怯、舌淡、脉细弱。

◇ 淮杞炖鳖

食材：鳖 500 克，山药 30 克，枸杞子 15 克，大枣 5 枚，生姜 3 片。

做法：将山药洗净，浸泡半小时；枸杞子、大枣（去核）洗净；用开水把鳖烫死，使其排尿，切开，去肠杂，洗净，斩块。把全部食材一起放入炖盅内，加适量开水，少许食盐，小火炖 2 小时。

功效：鳖肉性平，味甘，具有滋阴补肾、退虚热之功；山药性平，味甘，具有滋肾益精、益肺止咳、健脾益胃、固肾益精、聪耳明目、延年益寿之功；枸杞子性平，味甘，具有补益肝肾、填精明目之功；大枣性温，味甘，具有补中益气、养血安神、缓和药性之功；生姜性微温，味辛，具有解表散寒、温中止呕、温肺止咳、解毒之功。该食疗方能健脾益气、滋阴补肾。适用于食管癌及各种癌症手术后，放疗或化疗后，身体亏虚者，症见形体消瘦、面色萎黄、头晕目眩、体倦乏力、纳差、舌质淡、苔薄白、脉细。

◆ 虫草花炖鸭肉

食材：鸭肉 150 克，虫草花 10 克，大枣 5 枚，生姜 15 克。

做法：将虫草花、大枣、生姜洗净；鸭肉洗净，斩块备用。把全部食材一起放入炖盅内，加适量开水，小火炖煮 2 小时，加入调味料调味即可。随意饮汤食肉。

功效：鸭肉性寒，味甘、咸，具有滋阴、补虚、养胃、利水之功；虫草花性温，味甘，具有补肺肾、止咳嗽、益虚损、扶精气之功；大枣性温，味甘，具有补中益气、养血安神、缓和药性之功；生姜性微温，味辛，具有解表散寒、温中止呕、温肺止咳、解毒之功。该食疗方能补虚填精、健脾养胃。适用于食管癌属于虚损者，症见形瘦体弱、食欲不振、遗精失眠、咳嗽气促、痰中带血、声低气怯、体倦乏力、舌淡、脉细等。

食管癌的对症调膳

吞咽困难怎么办

• 饮食建议

由于肿瘤的消耗和治疗的损伤，患者常出现正气不足、营养缺乏等症状，加之吞咽困难，严重影响进食，因此，食管癌患者的饮食要多样化，营养需均衡，以清淡、易消化的食物为主，多食高蛋白质、高热量、高维生素的食物，根据吞咽困难的不同程度，合理食用半流食或流食，如小馄饨、肉菜粥、芝麻糊、鸡蛋羹、大枣山药粥、婴儿米粉等。每天三餐中可适当加入一些改善吞咽的食物，如鲫鱼、鲤鱼、乌骨鸡、荔枝、藕、牛奶、芦笋等，能改善患者的不适症状，补充身体所需，增强患者抗癌体质。

此外，根据疾病的严重程度，需要调整食物的质地和饮食方式。对病情较严重的患者，主要采用流食，但应该增加进食的能量和营养，做到营养全面，柔软并易于消化和吸收，保证健康和生活质量。为了减少误吸的危险，在准备食物时可添加食用增稠剂，辅助吞咽，并增加食物摄入量。

• 食疗推荐方

◆ 五汁安中饮

食材：鲜韭菜 250 克，牛奶 1 杯，生姜 20 克，雪梨 1 个，鲜藕 100 克。

做法：将牛奶加热，煮沸，待温备用；将韭菜、生姜、雪梨、鲜藕洗净，切碎，分别绞汁；再取韭菜汁、姜汁、梨汁、藕汁与牛奶混合均匀即成。频饮，1 天内饮完，可长期服用。

功效：本食疗方具有养血润燥、消瘀化痰的功效。适用于火盛血枯、痰瘀互阻的食管癌，症见吞咽哽塞疼痛、饮水不下、食物难进、食则吐出、夹有黏液、形体消瘦、肌肤枯燥、胸背灼痛、口干咽燥、五心烦热、欲饮凉水、舌红而干、脉细数。

◆ 大枣山药粥

食材：糯米 50 克，鲜山药 100 克，大枣 6 枚。

做法：将鲜山药切碎；大枣浸泡去核，洗净；糯米浸泡20分钟；糯米用大火煮沸，再用小火熬15分钟；熬至八成熟，放入大枣和山药，搅拌均匀，继续熬煮15分钟即可。

功效：本食疗方具有补脾养胃、生津益肺、补肾涩精的功效。适于食管癌吞咽困难者。

◇ **豆腐鲫鱼汤**

食材：鲫鱼1条，豆腐、生姜、香菜、料酒、食盐各适量。

做法：将宰杀好的鲫鱼洗净，去除内脏、黑膜和鱼腥线，沥干水分，抹上淀粉，静置5分钟；豆腐切块，香菜切段，姜切片。锅内倒入食用油，放入鲫鱼，轻晃炒锅，使鱼全部被油浸到，煎至金黄色；翻面，再煎另一面；煎好后放入姜片稍煎；调至中大火，倒入料酒，倒入600毫升热开水，滚开后，加入焯过水的豆腐，大火煮15分钟，关火，放食盐，撒入香菜即可。

功效：本食疗方具有健脾开胃、补气安神之效。该食疗方软嫩，适合食管癌吞咽困难、体弱气虚者。

◇ **瘦肉粥**

食材：粳米50克，猪瘦肉、生菜、香菜、生姜各适量。

做法：将粳米洗净，加清水浸泡半小时；将猪瘦肉洗净，剁成细末；将生菜洗净，切成碎末。将粳米和适量水放入锅内，先用大火烧开，然后改为小火熬至米开花，放入肉末和生姜，煮至肉烂粥稠，加入生菜再稍煮，撒入香菜即成。

功效：本食疗方具有补虚养血、滋阴润燥、补脾和胃、增进食欲的功效。适用于食管癌脾胃虚弱、吞咽困难者。

"噎膈"疼痛，如何缓解

● 饮食建议

患者应避免进食过热、粗糙、辛辣或酸性食物，以减少局部刺激，日常可用柠檬叶、榧子、枳壳等熬水喝，能够帮助缓解疼痛。患者禁食发霉、腌制食物，注意饮食搭配，多吃含有优质蛋白质、维生素的食物，合理膳食，规律饮食。在安静、舒适的环境中休息，以保证充足的睡眠，减轻疼痛，可观察患者疼痛的部位、性质、程度及持续时间，学会分散注意力的方法，如自我放松术、催眠术、听音乐等，疼痛剧烈时及时报告。

● 食疗推荐方

◆ **大蒜鲫鱼汤**

食材：大蒜 30 克，鲫鱼 300 克，绍酒 8 克，生姜 4 克，食盐 3 克，味精 3 克。

做法：将宰杀好的鲫鱼洗净，去除内脏、黑膜和鱼腥线，沥干水分；大蒜去皮、切片，生姜切片。将鲫鱼、大蒜、生姜、绍酒一起放入炖锅中，加适量清水，大火烧沸，改小火煮30 分钟，加入食盐、味精即成。每天 1 次，吃鱼和大蒜，喝汤。可佐餐，也可单食。

功效：本食疗方具有化瘀血、消癌肿的功效。适用于食管癌患者癌肿疼痛者。

◆ **诃子菱角饮**

食材：诃子（藏青果）15 克，菱角 15 克，薏苡仁 30 克，白糖 20 克。

做法：将诃子、菱角洗净，切成两半；薏苡仁洗净；将诃子、菱角、薏苡仁放入锅中，加适量清水，大火烧沸，改小火煮35分钟，加入白糖即成。每天3次，每次饮100毫升。

功效：本食疗方具有祛湿利水、消痞散结的功效。适用于食管癌患者脾虚湿盛，肿块疼痛者。

◇ 丹参鸭血汤

食材：丹参50克，郁金30克，鸭血块300克，鲜嫩豆腐150克，葱花、姜末、淀粉、食盐、味精、五香粉各适量。

做法：先将丹参、郁金分别拣杂，洗净，放入砂锅中，加水适量，煎30分钟，滤汁去渣，备用；将鸭血块、鲜嫩豆腐分别焯烫片刻，捞出，冷水过凉，切成1.5厘米的小血块、小豆腐丁，备用。炒锅烧热，油烧至六成热，加葱花、姜末炒香，放入鸭血块、豆腐丁，轻轻翻炒，加入鲜汤及清水，大火煮沸，加入丹参、郁金滤汁，搅拌后，煮20分钟，加食盐、味精、五香粉，再煮沸，淀粉勾芡即成。随餐当汤饮，嚼食鸭血块、嫩豆腐。

功效：本食疗方具有活血行气、抗癌止痛的功效。适用于食管癌胸痛明显、疼痛不安等症。对中老年食管癌疼痛患者尤为适宜，坚持经常服食，还可防止食管癌疼痛的发生，或减轻患者疼痛的程度。

食物反流，如何治

◦ 饮食建议

食管反流患者平时应注意用餐规律、三餐定时，平素以清淡、易消化食物为主，多吃富含膳食纤维的蔬菜、水果，如黄瓜、芹菜、莜麦菜、番茄、茄子、苦瓜等，饮食要细嚼慢咽，少食多餐，不宜过饱，过饱易引起食管下括约肌松弛，尤其是晚餐要少吃，睡前 4 小时不宜进食。

尽量避免饮用碳酸饮料，防止造成嗳气或反流症状，少吃巧克力，以少刺激性的食物为宜，避免烟酒、辛辣、酸甜等刺激性食物，烹调少用香辛料，如辣椒、蒜、胡椒粉、薄荷和咖喱等。增加蛋白质的摄入，比如瘦肉、鸡蛋清、豆制品和牛奶等，可刺激胃泌素分泌，增加食管括约肌压力；减少脂肪的摄取，因其可减缓胃排空，刺激胆囊收缩与分泌，降低食管括约肌压力。烹调以煮、炖、烩为主，不用油、煎、炸的方式。餐后站立或散步，睡觉时将枕头垫高，床头可抬高 15°～30°，使头肩部处于"高枕无忧"的状态，这样有助于防止胃食管反流。预防便秘，防止其造成腹压增大，诱发胃食管反流。同时积极治疗慢性咳嗽等可诱发腹压增加的疾病。

• 食疗推荐方

◆ 韭菜牛奶饮

食材：韭菜 500 克，牛奶 250 克，白糖 30 克。

做法：将韭菜洗净，切碎，用纱布绞出汁液，与牛奶混合均匀；将韭菜汁和牛奶混合液放入锅内，大火煮沸，加入白糖即成。每天 1 次，早晨饮用。

功效：本食疗方具有养胃、消肿、止呕的功效。适用于食管癌患者呕吐、恶心者。

◆ 黄芪猴头乌贼汤

食材：猴头菇 150 克，鸡肉 200 克，小菜心 100 克，黄芪

30 克，乌贼骨 30 克，葱、生姜、食盐、味精各适量。

做法：将猴头菇洗净，泡发 30 分钟，削去底部的木质部分，切成大片；鸡肉用温水洗净，切成 3 厘米×1.5 厘米见方的条块；菜心洗净；葱切段；生姜切丝；黄芪、乌贼骨一起放入砂锅内，加水浸泡 30 分钟，水煎，去渣留汁，备用。加油烧至七成热，放葱段、生姜丝炒香，下鸡块，倒入黄芪、乌贼骨的药汁，放食盐，大火煮沸，改小火煮 40 分钟，下猴头菇再煮 20 分钟，捞出鸡块放于碗底，再捞出猴头菇片盖鸡块上；汤中下小菜心，烫煮，放味精调味，倒入碗内，即可食用。

功效：本食疗方中黄芪、乌贼骨配合养胃的猴头菇、鸡肉，能发挥很好的补中气、健脾胃的功效。适宜于食管癌中气不足、食管反流患者食用。

◈ 内金山药蒸蛋

食材：鸡内金 30 克，山药 15 克，麦芽 15 克，茯苓 15 克，山楂 15 克，莲子仁 20 克，鸡蛋 1 个，白糖适量。

做法：将诸药同研成粉末，每次取 5 克，放入碗内，打入鸡蛋，加白糖调匀，入锅隔水蒸熟，饭后 30 分钟服下，每天 1 剂。

功效：本食疗方具有补脾益气、消食开胃的功效。适用于食管癌患者脾胃虚弱、食积内停、食少难消、脘腹胀满、嘈杂纳差、呃逆、大便溏泄等症。

◈ 健脾消食牛肚汤

食材：牛肚 250 克，生麦芽 50 克，党参 25 克，山药 30 克，茯苓 15 克，大茴香 5 克，陈皮 5 克，生姜 3 片，味精、食盐各适量。

做法：将牛肚浸透洗净，切片；各药洗净，与牛肚片一起放入锅中，加适量清水，大火煮沸，改小火煲 3 小时，加味精、食盐等调味后，即可食用。

功效：本食疗方具有健脾、和胃、消食的功效。适用于辅助治疗食管癌患者脾虚食滞、食少难消、脘腹胀满、反胃、呃逆、吐酸、纳差、倦怠乏力、大便溏薄等症。

◆ **茴香牛肉汤**

食材：牛肉 500 克，八角茴香 10 克，陈皮 10 克，黄酒、酱油、味精各适量。

做法：将牛肉用温水洗净，切成小块，与八角茴香、陈皮同放入锅中，加黄酒、酱油，放适量清水，大火煮沸，改小火煮 2 小时，加味精调味，即可食用。

功效：本食疗方具有健脾和胃、理气散寒的功效。适用于辅助治疗食管癌患者脾胃虚寒之腹痛、呕吐、食入不化、嘈杂不适等症。

食欲不振，如何开胃

● 饮食建议

为了使体力尽快得到恢复，必须积极增强食欲，多吃营养食品。晨起饮一杯温水，以促进肠道蠕动。睡前用热水洗脚，促进血液循环，同时饮一杯热牛奶，以促进睡眠。保持清洁舒适的进餐环境，让自己有一个好的心情。进餐前做适量运动，进食少量开胃食品，如梅子、山楂等。经常变换烹饪方式和菜肴的种类，注意色、香、味的调配，以刺激患者的食欲。进食高热量、高蛋白可口的饭菜，如牛奶、豆腐、鱼等，少量多餐，不要让胃有饱胀感和饥饿感。想要达到开胃的效果，平时可以吃一些橙子、燕麦粥、葡萄、番茄、莲藕、酸奶、白萝卜、土豆、食醋、玉米、苦味蔬菜等。

● 食疗推荐方

◇ 山楂黄豆粥

食材：山楂 20 克，黄豆 10 克，粳米 100 克，白糖适量。

做法：黄豆用水浸泡过夜，备用；山楂洗净，去核备用；将粳米洗净，与泡好的黄豆及山楂一同放锅内，加入适量清水，大火煮沸，加入白糖，改小火继续煮至米开花、豆烂、粥稠即成。空腹服之。

功效：本食疗方具有健脾胃、助消化的功效。对于食管癌化疗后食欲不佳者，可改善食欲。

◇ 香菇山药粥

食材：干香菇 15 克，鲜山药 100 克，胡萝卜 20 克，粳米 200 克，食盐适量。

做法：干香菇洗净；鲜山药去皮，洗净，切成小块；胡萝卜去皮，洗净，切成丁；粳米淘净装碗；将干香菇、鲜山药、胡萝卜、粳米一起放入锅内，加清水煮沸，改小火熬至米熟，粥成。随意服食。

功效：本食疗方具有健脾和胃的功效。适用于食管癌化疗中或康复期食欲不振的患者。

◇ 老鸭萝卜汤

食材：鸭子 1 只，萝卜 150 克，荸荠 50 克，食盐、生姜、味精、料酒各适量。

做法：将宰杀好的鸭子洗净，剁成块，用食盐、料酒腌制

20 分钟；萝卜切成条状；生姜切片；锅内放汤，加入食盐、味精、料酒、姜片调味；放入鸭子、萝卜同煮，待鸭肉软熟即可。

功效：本食疗方具有健脾开胃的功效。适用于食管癌食欲不振、乏力患者。

◇ 砂仁鱼鳔猪肉羹

食材：砂仁 10 克，鱼鳔 50 克，猪瘦肉 150 克，食盐适量。

做法：将砂仁打碎，纱布包裹，备用；鱼鳔浸软切成细丝；猪瘦肉剁成肉酱；用适量清水小火炖鱼鳔，待大部分溶化，放入砂仁、猪瘦肉煮半小时，去砂仁。放入食盐调味服用。可用白蔻仁 10 克代替砂仁，于出锅前 5 分钟放入。

功效：本食疗方具有健脾和胃的功效。适用于食管癌患者属于脾胃虚寒而症见形体消瘦、食欲不振、腹胀、体倦乏力、舌质淡胖、苔白润、脉沉细。

恶心呕吐，如何解决

• 饮食建议

食管癌出现呕吐时，应该多吃一些清淡的、易消化的、高营养、高维生素的半流质或流质饮食，不要吃辛辣的、油炸的、高脂肪的或是过冷、过热、有强烈气味的食物。

除此之外，要少食多餐，当胃部有明显饱胀感时，应减少每餐的进食量，并避免大量快速的饮水，在进食之后不要立即躺下。当患者出现呕吐频繁或者是剧烈呕吐时，要停止吃所有的食物或者是饮品，直到呕吐停止，再缓慢的进少量的流质饮食，同时也需要配合使用抑酸的、保护胃黏膜的药物，预防消化道出血。多吃一些新鲜富含维生素、粗纤维的蔬菜、水果和食物，促进肠道内有毒物质的排空，有助于缓解恶心、呕吐的症状。粥类是不错的选择，山楂、橙子等增强食欲的水果可适当食用。

- **食疗推荐方**

  ◇ **鸡蛋生姜羹**

  食材：鸡蛋1个，生姜末5克，藕汁适量，陈醋少许。

  做法：鸡蛋打成蛋液，加入生姜末、藕汁、陈醋调匀，上锅隔水蒸炖，熟后即成。每天1次。

  功效：本食疗方具有和胃降逆、止呕的功效。适用于食管癌食欲不振、呕吐明显者。

  ◇ **姜汁米粥**

  食材：生姜20克，炒白术15克，粳米100克。

  做法：生姜洗净切碎，榨取姜汁；炒白术、粳米洗净；将生姜汁、炒白术、粳米一起放入锅中，用小火炒至米变黄，然后加水煮成粥，去炒白术后食用。每天1剂。

  功效：本食疗方具有健脾益气、温胃止呕之功。适用于癌症放疗、化疗后食欲不振、恶心呕吐者。

  ◇ **姜汁炒糯米**

  食材：糯米250克，生姜汁3匙。

  做法：将糯米、生姜汁一起放入炒锅中，用小火炒至糯米爆破，将糯米研成粉即成。每次1汤匙，每天2次，开水调服。

  功效：本食疗方具有补中益气、降逆止呕的功效。适用于食管癌患者见恶心呕吐者。

◆ **苏叶陈皮粥**

食材：粳米 70 克，紫苏叶 10 克，陈皮 10 克。

做法：紫苏叶洗净，切碎备用；陈皮洗净，装入茶叶袋；粳米洗净；砂锅中放入粳米、陈皮，加清水大火煮开，改小火熬至粥浓稠，放入切碎的紫苏叶，再煮 1 分钟即可。

功效：本食疗方具有理气降逆、调中开胃、燥湿化痰的功效。适用于食管癌脾胃气滞湿阻而症见胸膈满闷、脘腹胀痛、不思饮食、呕吐秽逆、二便不利、肺气阻滞、咳嗽痰多者。

乏力，进补有讲究

• 饮食建议

食管癌患者由于食欲减退、吞咽困难，以及癌症增加机体代谢、治疗等原因，导致一些营养物质，如蛋白质、维生素、矿物质等缺乏，出现乏力、易疲劳等症状。因此，进补时应注意补充富含蛋白质、维生素和矿物质丰富的食物。

患者要注意营养评估，根据营养评估来进行饮食调理，能够取得更好的治疗效果。在饮食上要注意高蛋白的摄入，尤其以优质蛋白质的摄入为主，比如鸡蛋、瘦肉、牛肉等。注意增加新鲜水果和蔬菜的摄入，这样有助于胃肠功能的恢复，也可以减少胃肠道内厌氧菌的含量，进而减少这些厌氧菌分泌致癌物质，对恢复患者的胃肠功能，以及降低癌症的发病率都有明显的好处。对一些吞咽困难的患者，将食物做成糊状食用。对于体质较差的食管癌患者，可以采取静脉输注营养物质，比如氨基酸、脂肪乳、白蛋白。

◇ **羊杂蘑菇面**

食材：面粉 4 000 克，羊肉 100 克，羊肚 100 克，白菜薹 300 克，韭黄 100 克，蘑菇 50 克，鸡蛋 5 个，料酒、食醋、食盐、生姜、胡椒粉各适量。

做法：羊肚洗净，切成方块；羊肉洗净，切成小块；蘑菇洗净，切块；白菜薹洗净，切段；韭黄洗净，剁碎备用；将面粉、韭黄、食盐混合后，揉成面团，制成面条；再将羊肉、羊肚、蘑菇、生姜一起放入锅内煮汤，待汤开，下入面条，面条煮熟后，放入白菜薹，加入胡椒粉、食醋、料酒、食盐调味，搅拌均匀，吃面条、喝汤。

功效：本食疗方具有益气健脾、理气开胃的功效。适用于食管癌患者饮食不下、面色㿠白、形寒气短、腹部胀满、舌淡苔白、脉细弱者。

◇ **大枣龙眼粥**

食材：大枣 10 克，龙眼肉 20 克，粳米 200 克。

做法：将大枣去核，洗净；龙眼肉洗净；粳米洗净。大枣、龙眼肉、粳米一起放入锅中，加适量清水，大火煮沸，改中火煮到大枣、龙眼肉熟烂，粥即成。每天 2 次。

功效：本食疗方具有益气健脾、养心安神的功效。适用于食管癌患者神疲乏力、腰酸腿软、面色萎黄者。

◇ **五汁参乳膏**

食材：龙眼肉 30 克，鲜芦根 60 克，甘蔗、雪梨各 60 克，生姜 15 克，人参 30 克，牛奶 300 毫升，蜜糖适量。

做法：将人参、鲜芦根、龙眼肉洗净，加 400 毫升清水，煮至 50～80 毫升，放入瓦罐；将甘蔗、雪梨、生姜榨汁，把半奶和甘蔗汁、雪梨汁、生姜汁放入瓦罐，隔水炖成胶状，调入蜜糖少许，炼膏。食用时取一汤匙膏滋，用温开水送服，每天 2 次。

功效：本食疗方具有清胃润燥、补气养阴的功效。适用于各型食管癌晚期乏力、津枯便秘的辅佐治疗。

◆ 清蒸白参甲鱼

食材：白参 3 克，香菇 30 克，火腿肉 30 克，甲鱼 1 只，鸡汤、葱花、姜末、料酒、食盐、味精、五香粉、麻油各适量。

做法：白参洗净，切成片；香菇放入温水中浸泡捞出，水留下备用，香菇切成两半或切丝；火腿肉洗净，切薄片；甲鱼宰杀，去壳及内脏，反复刷洗干净，用刀将其软边切下，剁成 6 块，将甲鱼放入沸水中焯透，捞出，沥干水分，放入盘内，顺次码好；将香菇丝放入甲鱼的原内脏部位，同时放入薄火腿片及白参片，并加葱花、姜末、料酒，合上甲鱼壳，倒入澄清的香菇浸泡汁液，加适量鸡汤，将盘放入笼屉，大火蒸 40 分钟，待甲鱼肉熟烂，取出，加食盐、味精、五香粉和麻油，轻轻混匀即成。佐餐当菜，随意服食，喝汤、吃甲鱼肉、火腿肉和香菇丝，嚼食白参片，当天吃完。

功效：本食疗方具有补气养阴的功效。适用于气阴两虚型食管癌患者术后身体虚弱、神疲乏力等症。

贫血，借饮食及药物慢慢纠治

• 饮食建议

食管癌贫血患者应多食用含蛋白质和铁丰富的食物，如动物肝脏、瘦肉、豆类、葡萄干、大枣等；而大部分蔬菜、谷物、豆类中的铁，吸收率较低，如菠菜所含的铁仅有2％左右被吸收。因此，补铁应以增加畜肉、禽肉及内脏等动物性食物为主，黑木耳、紫菜、黑芝麻等非动物性食物含铁也很丰富，可增加摄入。

此外，食谱要丰富多样，需要多食富含维生素C的新鲜蔬菜和水果，虽然蔬菜中的铁含量吸收率相对较低，但由于富含维生素C可促进铁的吸收，应适当补充。水果不仅富含维生素C，而且枸橼酸、果糖等也有助于铁的吸收，可随餐饮用鲜榨果汁，或进食新鲜水果等，以促进铁的吸收。多摄入富含维生素A的牛奶、蛋黄、胡萝卜等，可以促进机体对铁的吸收、转运和分布，以及运铁蛋白的合成。应当减少摄入对铁吸收有影响的食物，如植物中含的植酸盐、草酸盐、磷酸盐、碳酸盐、钙、锌等都会影响铁的吸收，可将菠菜先用开水烫一下，这样可以去掉80％以上的草酸，减少对铁吸收的影响；茶叶中的鞣酸和咖啡、可可中的多酚类物质也会影响铁的吸收。

● **食疗推荐方**

◇ **大枣煲牛蹄筋**

食材：泡发的牛蹄筋250克，大枣50克，油菜心30克，大葱4克，生姜4克，花生油20克，豌豆淀粉10克，料酒、食盐各适量。

做法：将牛蹄筋洗净，切段；大枣、油菜心洗净，备用；大葱、生姜洗净，切丝；豌豆淀粉调成芡汁，备用；炒锅加油烧热，投入葱丝、姜丝，炒香，加适量清水、料酒、食盐、牛蹄筋、大枣，大火烧开，改用慢火烧透，加入油菜心，勾芡即成。吃牛蹄筋喝汤，可经常食用。

功效：本食疗方具有益气养血的功效。适用于食管癌气血亏虚、贫血、体弱者服用。

◆ **猪肝菠菜汤**

食材：猪肝 250 克，菠菜 150 克，生姜 3 片，清鸡汤 1 碗，食用油 2 汤匙，食盐 1/3 汤匙，料酒 1/2 汤匙，浓缩鸡汁 1/3 汤匙。

做法：将猪肝洗净，拭干水，切成薄片，放入滚水余烫 10 秒，去除血水，捞起，沥干，备用；菠菜去除根部，洗净，从中间切半，开水烫一下；姜去皮，洗净，切成丝；2 汤匙食用油入锅，烧热，爆香姜丝，加入 1 碗清鸡汤和 1 碗清水，加入 1/3 汤匙食盐、1/2 汤匙料酒、1/3 汤匙浓缩鸡汁搅匀，大火煮沸；放入菠菜拌匀，中火煮沸，再倒入猪肝片，搅匀，起锅即可。煮食羹汤，每天 1 次。

功效：本食疗方具有养肝、明目和补血的功效。适用于食管癌见贫血、体弱、视物模糊者。

◆ **当归粳米粥**

食材：当归 15 克，粳米 50 克，大枣 5 枚，白糖适量。

做法：取当归 15 克，用温水浸泡片刻，加水 200 毫升，煎汁约 100 毫升，去渣取汁；加入粳米、大枣、白糖，再加水 300 毫升左右，煮至米开花，汤稠即可。每天早晚餐空腹服用，10 天为 1 个疗程。

功效：本食疗方具有补血调经、活血止痛、润肠通便的功效。适用于食管癌贫血、气血不足、头晕、便秘者。

◆ **阿胶炖肉**

食材：阿胶 6 克，猪瘦肉 100 克，调料适量。

做法：用水炖猪瘦肉，煮熟后加入阿胶烊化，再加调料即成，每天 1 次。

功效：本食疗方具有补血、活血、滋阴润肺的功效。适用于食管癌出血日久，身体虚弱，有贫血等症者。

消瘦，通过饮食加以改善

● **饮食建议**

对消化系统肿瘤有益的食物有莼菜、卷心菜、墨菜、百合、刀豆等。当食管癌患者身体消瘦，出现恶病质时，应该多补充蛋白质，如牛奶、鸡蛋、鹅肉、猪瘦肉等。当食管癌患者出现吞咽困难时，可改为流质食物，细嚼慢咽，少食多餐，若强硬吃下，挤压肿瘤会刺激癌细胞扩散、转移，出现出血、疼痛等症状；出现完全性梗阻时，则需要采用静脉补液、胃造瘘手术，方便给予高营养、高质量饮食，以维持生命。靠半流质和流质饮食维持的食管癌患者，在进食时，特别要注意避免吃冷的和放置过久的食物。

何裕民教授曾遇一位棘手的患者，男性，50 多岁，食管癌Ⅳ期，无法手术，因大剂量化疗副作用，胃肠功能彻底被摧毁，吃什么吐泻什么；严重脱发，气喘吁吁；且出现感染，抗生素用后又见真菌感染。在病房里，什么针对性措施都无效，只能每天静脉注入营养剂，这又进一步抑制胃肠功能，只见其大肉尽脱，腹却膨隆（或许是肠胀气引起的），舌质光红，呈点状腐苔（真菌或营养剂使然），周身骨痛（消瘦及大剂量升白剂使然），低热不退等。这显然非常棘手，此人似属于中医所说的"虚损"之极。按常规可从调补脾胃（消化）功能入手，可难就难在其脾胃消化功能已被摧毁（化疗之故），连正常饮食均无法入口，何谈中医汤剂或药物？

苦思良久，何裕民教授记起南宋杭州著名僧医罗知悌的一个医案，患者也是恶病质晚期，消化功能极差。又为出家人，本即营养不良。罗师先不予汤剂，先煮浓粥，以粥饮汤引之，因为这最"养胃"（易消化）；几日后，再熬菜粥予之；消化功能逐渐恢复后，予以调理胃肠的汤剂。等消化功能逐渐恢复，才一步步汤药并取，终获痊愈。受此启发，何裕民教授嘱家属先予粥汤，次进菜粥，并逐渐递减静脉输入的营养剂；与此同时，还辅以醒胃健脾的中药外敷，以加快脾胃（消化）功能重建；一俟消化功能逐渐恢复后，以调理胃肠的中药轻剂，不时少量予之。3周后，此人面见红润，脾胃功能已基本正常。此时，佐加清解退虚热之品。2个月后，此君消化功能已基本恢复，除红细胞稍低外，白细胞、血小板已正常，体重也增加6千克，真菌得到有效控制，后续则以中医药零毒抑瘤为主，一直较健康地生存着，肿瘤也未见有发展之势。

• 食疗推荐方

◆ 核桃鲫鱼汤

食材：鲫鱼1条，核桃仁20克，苹果1个，姜片、葱、食盐、黄酒各适量。

做法：鲫鱼宰杀，去除内脏、黑膜和鱼腥线；核桃仁洗净；苹果洗净，去核切块。同放入锅中，加清水 1 000 毫升，放入姜片、葱等，大火煮开，去浮沫，加黄酒、食盐，改小火煮 20 分钟左右，分次食用。

功效：本食疗方具有温中补虚、健脑益智、养肝明目、温胃进食的功效。适用于食管癌患者食欲不佳、消瘦乏力、精神不振、头目不清者。

◇ 淮山莲子瘦肉粥

食材：鲜山药 100 克，莲子 20 克，瘦肉适量，粳米 100 克。

做法：将莲子、粳米洗净，加水浸泡；鲜山药去皮，切小块；瘦肉剁碎，泡水里，备用。把莲子仁、粳米大火煮开，改成小火，继续煮 1 小时，放入鲜山药和瘦肉，煮至粥浓稠即可。

功效：本食疗方具有健脾益气、消积止泻的功效。适用于食管癌患者脾虚失运、大便溏薄、食欲不振、消瘦、神疲乏力，或食积难消、完谷不化者。

◇ 蘑菇炒肉

食材：鲜蘑菇、猪瘦肉、料酒、葱、姜、食盐、食用油、胡椒粉各适量。

做法：将鲜蘑菇手撕成小块，洗净，下锅焯一下，备用；猪肉切片。锅内放食用油烧热，放入猪肉片翻炒，下入鲜蘑菇，加料酒、葱、姜、食盐、胡椒粉炒熟。佐餐服食。

功效：本食疗方具有健脾开胃的功效。适用于食管癌食欲不佳、形体消瘦者。

◇ 苡仁莲枣粥

食材：薏苡仁 100 克，莲子 30 克，大枣 20 枚，粳米 50 克。

做法：将薏苡仁、莲子、大枣、粳米分别拣杂，洗净；大枣用温水浸泡片刻，去核后，备用。将薏苡仁、莲子同放入砂锅，加足量水浸泡 30 分钟，大火煮沸，加入大枣，改小火，继煮 1 小时，倒入粳米，小火煮至薏苡仁、莲子熟烂，粥稠即成。当点心或随餐温服，分次服用，当日吃完。

功效：本食疗方具有健脾益胃、补益气血的功效。适用于食管癌患者术后脾胃虚弱、身体虚弱、浮肿乏力者。

失眠，药膳来帮忙

• 饮食建议

晚餐宜食用有安神助眠功效的食物，如小米、莲子、龙眼肉、大枣、百合、牛奶等。为增强助眠的功效，可加有安神功效作用的药食同源之物，如酸枣仁、灵芝、远志、茯苓等。饮食应少食多餐，忌饱食，尤其晚餐禁饱食厚味，宜吃清淡、易消化的食物；睡前 4 小时内不要吃东西，睡前 1 小时内不要大量喝水，避免饮用咖啡、巧克力、可乐、茶和酒等兴奋性的饮品。

• 食疗推荐方

◇ 远志枣仁粥

食材：远志、炒酸枣仁、枸杞子各 10 克，粳米 100 克。

做法：将远志、炒酸枣仁、枸杞子洗净，放入砂锅，加适量清水，煎煮 45 分钟，去渣取汁；粳米洗净，放入药汁中，大火煮沸，改小火煎煮，熬至粥浓稠即可。晚餐服用，每天 1 剂。

功效：本食疗方具有养心安神的功效。适合于食管癌患者情绪不稳定、失眠者。

百合大枣粥

食材：百合 20 克，大枣 5 枚，粳米 100 克。

做法：将百合洗净，水浸泡，放入锅中，加入大枣、粳米和水，大火煮沸，改小火煮至粥浓稠。

功效：本食疗方具有滋阴养血、清心安神的功效。适用于食管癌患者低热、心烦失眠者。

秫米粥

食材：秫米（即高粱米）30 克，法半夏 10 克，百合 50 克。

做法：将法半夏洗净，浸泡 30 分钟，煎煮 30 分钟，去渣取汁；加秫米和百合，共煮至粥浓稠。

功效：本食疗方具有和胃安眠的功效。适用于食管癌见食滞不化、胃中不适而引起失眠者。

龙眼枣仁莲子羹

食材：龙眼肉 20 克，炒酸枣仁 10 克，莲子 20 克，百合 10 克，冰糖 20 克。

做法：开水浸泡莲子，脱去薄皮；百合洗净；炒酸枣仁洗净装入纱布袋中。将龙眼肉、莲子、百合以及炒酸枣仁纱布袋放入锅中，加适量清水，煮至莲子、百合熟烂，去掉炒酸枣仁纱袋，加入冰糖，冰糖溶化即可食用。

功效：本食疗方具有补益心脾、宁心安神的功效。适用于食管癌患者心烦、失眠、多梦者。

◆ 莲子粥

食材：粳米 80 克，莲子 15 克，糯米、龙眼肉、冰糖适量。

做法：将糯米、莲子洗净，浸泡 30 分钟；粳米洗净，待用。将糯米、粳米、莲子放入锅中，大火煮 40 分钟，放入龙眼肉和冰糖，改小火继续煮 50 分钟即可。

功效：本食疗方具有养心安神、除烦、健脾的功效。适用于食管癌患者心悸失眠、健忘、脾虚食少、便溏、乏力者。

六

食管癌的"三因"施膳

食管癌的因人施膳

　　食管癌患者的性格特点十分鲜明，在生活和个性上往往具有以下特征：常常生活习惯不好，生活方式粗糙。饮食方面吃得快，喜欢狼吞虎咽。喜烫食，比如热烫的饺子、火锅、砂锅。喜欢抽烟嗜酒，特别是高浓度的白酒。性子急，脾气比较暴躁，很大一部分患者十分固执，且遇事喜欢钻牛角尖。有些患者一旦症状稳定，常有旧习复发，难以自控，这是不行的。所以，生活习性和不良生活习惯对本病的复发影响很大。根据患者的性格特征，食管癌有其施膳特点。

食管癌的总体施膳特点

　　食管癌常见吞咽困难，进食受限，同时机体消耗量大，尤其是治疗期，所以应尽量多吃一些能进入食管的饮食。吃饭速度放慢，饮食结构从流质、半流质到普食循序渐进。注重半流食和全流食的质量，不要限制热量，尽量扩大饮食范围，要做到荤素合理搭配，营养丰富，饭菜细软、易消化。菜、饭应煮得很烂，各种蔬菜也尽可能切得细点，细嚼慢咽，进食不宜过快、过热、过硬、过粗，以免食物损伤食管和伤口。必要时可给予匀浆膳食、要素膳及混合奶等膳食，以利于更好地消化吸收。患者术后往往没有饱和饿的感觉，故饮食应少量多餐，七分饱为度，也不能等到饥饿才进食，视情况一天进食6～7次。

匀浆饮食是将正常人的饮食去刺和去骨后，用高速组织捣碎机搅成糊状，所含的营养成分与正常饮食相似，但在体外已粉碎，极易消化和吸收，可避免长期单一的饮食，并可预防便秘。匀浆膳食的热能和营养要求，可根据病情和个人的饮食习惯自行配制多种配方，可选择米饭、粥、面条、馒头、鸡蛋、鱼、虾、鸡肉、瘦肉、猪肝、白菜、胡萝卜、油菜、白萝卜、冬瓜、土豆，以及适量的牛奶、豆浆、豆腐、豆干等食物。另外食物宜寒温适度，过寒不仅会引起疼痛，更甚者还会使肿瘤复发。

不同食管癌人群的饮食调整

● 老年患者：力求增加营养

中医学认为，食管癌病位在食管，属"胃气"所主。所谓"胃气"，中医是泛指胃肠为主的消化功能。对正常人来说，胃气充足是机体健康的体现；对患者而言，胃气不足则影响康复能力。老年人因脾胃功能衰弱，各种代谢变慢及局部血供减少，并常伴有高血压、糖尿病、心脏病等多种危险因素，加上进食困难和手术、放化疗的创伤，脾胃功能更弱，胃口和消化功能不好，会出现营养供给不足，所以老年人饮食尤其要注重营养的搭配。治疗期间应给予清淡、营养丰富、易于消化的食物，并应注重食物的色、香、味、形，以增进食欲，保证营养。治疗间歇阶段则宜多给具有补气养血作用的食品，以提高机体的抗病能力，力求增加营养，以免影响治疗和康复。可以粥膳调理，如薏苡仁粥、大枣莲子桂圆粥等，进食酸奶、蛋类、豆制品等富含蛋白质的食物。食欲不振者，可食用新鲜山楂、鲜木瓜，也可以用山药、橘皮、生姜、鸡胗等配餐煨汤，以增进食欲。

• 男性患者：杜绝烟酒，尤其是白酒

长期以来，医学界都认为吸烟、饮酒会使食管癌的患病风险上升。据英国《自然》杂志报道，癌症突变会发生在生理学特征正常的食管细胞内，并随着时间推移而积聚，而包括饮酒和吸烟在内的风险因素，会促使突变细胞数量增加。这就证实了这些环境因素对于食管癌发展的重要影响。

食管鳞状细胞癌（ESCC）是一种在亚洲人口中最为常见的食管癌类型，通常患者会出现吞咽困难、体重骤减等一系列症状，给患者带来巨大的痛苦。有研究者对 139 名患者（诊断为食管鳞状细胞癌或无癌）的食管组织进行样本研究，以调查细胞突变情况。同时，患者的饮酒和吸烟史也被记录下来。

研究报告显示，许多样本中发现了突变的体细胞，尤其是癌相关基因 NOTCH1 的突变，而且此类细胞可能早在婴儿期便存在。食管中的突变细胞数量随着年龄的增长而增加，在较年老（至少 70 岁）的患者体内，突变细胞占了食管上皮细胞的相当大比例。虽然有此研究结果，但研究报告称，许多这类细胞并不会发展成癌，食管鳞状细胞癌的终生罹患风险依然不高。研究者还指出，重度饮酒和吸烟似乎会加速突变的积聚过程，这意味着这些环境因子对于罹患食管鳞状细胞癌的风险具有更关键的影响。

我国也有研究人员对食管癌高发的江苏省泰兴市进行调查研究，该地区是食管癌高发区（2005 年食管癌死亡率 53.66/10 万），经调查发现，该市有近 40％的成人长期饮白酒，所以饮用白酒是当地食管癌高发危险因素。鉴于吸烟和饮酒是长期持续行为，存在随摄入酒精量增加的量变到最终导致食管癌发生质变的漫长过程，所以劝诫大家杜绝烟酒，尤其是高浓度的白酒。

● 营养不良患者：能量、蛋白质得跟上

食管癌患者因为术后并发症，如吻合口瘘、吻合口狭窄、术后"反流"，会出现吞咽困难、恶心、呕吐等症状。这些症状会降低患者的食欲，进而导致患者的进食量减少，引起营养不良。

其次，患者体内的癌细胞在生长以及发育的过程中，会吸收患者摄入的大部分营养物质，可以导致患者出现营养不良的症状，部分患者生活质量大大下降。而接受放疗后的食管癌患者几乎无一例外均会发生不同程度的放射性食管炎，进食时食管疼痛，从而产生厌食、恐惧进食，最终导致营养、热量补充不足和丢失过多，出现糖类、脂肪、蛋白质、维生素、电解质、微量元素和水等营养物质的消耗与补充不平衡的状态。

因此，建议多吃富含优质蛋白质的鸡、鸭、鱼、肉、蛋、奶、大豆类，适量的油脂类，新鲜水果和蔬菜以及适量的膳食纤维等。保持体力，维持体重和营养储备，降低感染风险，促进伤口愈合和机体康复。

• **胃食管反流患者：餐后忌立即躺下**

有部分食管癌患者术后因为食管下括约肌松弛，出现胃内容物反流引起上腹烧灼感、胸痛、嗳气等不适，因此，饮食上要特别注意。包括：戒烟限酒，忌浓茶、咖啡、巧克力、薄荷糖等，避免诱发贲门局部肌肉的松弛，防止反流发生。

餐后 3 小时以上才可平卧，若晚间发生反流较多，需保持上半身抬高 30°～45°的体位；餐后避免弯腰以及抬重物，以免诱发反流；忌食过甜、过咸以及油腻的食物，减少辣椒、咖喱、胡椒粉等刺激性调味品的摄入。

• **巴雷特食管者：忌辛辣刺激性食物**

巴雷特食管患者常伴有反酸、烧心等症状，多由于反流性食管炎、胃食管反流及并发症所引起，饮食上应注意避免过酸过甜、辛辣刺激等食物。

餐后要喝水冲洗食管，吃完饭不能立刻做运动，比如弯腰、擦地、洗碗等动作。中午忌饭后即平躺睡觉，晚餐和入睡时间间隔要长。少吃多餐，建议减少蛋黄类、动物内脏、海鲜等食物摄入，忌烟、酒、浓茶、咖啡、汽水等食物。建议多补充高蛋白食物，如鱼（河鱼、海鱼皆可）和蛋类等，促进病情恢复。

• **食管贲门失弛缓症者：多食理气消滞的食物**

本病多因食管缺乏蠕动性，食管下括约肌高压还有对吞咽动作的松弛反应减弱，当进食后食物从食管经过贲门到达胃部，贲门括约肌不松弛，出现失弛缓状态，就会导致吃进去的食物不能顺利地从食管到达胃部，往往滞留于食管内，临床上称之为食管贲门失弛缓症。临床症状主要为食物反流、咽下困难、下端胸骨后疼痛或者不适。症状较轻者，进食后适当运动即可改善，而病情严重时，食管会慢慢膨大，当食管容纳不下食物时，患者就会出现呕吐。

因此，饮食上可以多食用一些理气消滞的食物，如山楂、萝卜、佛手、玫瑰花等。山楂有理气止痛、化食消积的作用。萝卜有清热化痰、理气宽中、解毒的功效，特别是青萝卜疗效最佳。佛手具有理气和中化滞的作用。玫瑰花具有理气解郁、活血散瘀的功效，泡茶时可放些许佛手和几朵玫瑰花。

● 伴有胆道炎症患者：清淡、易消化为主

胆道炎患者常表现为中上腹不适、胀痛甚或绞痛，进食油腻食物后可加重上腹疼痛，因此，进食以清淡、易消化的食物为主，尽量多饮水以稀释胆汁，吃易消化的食物，如鱼、蛋、奶、豆浆等。平时少食多餐，不宜过饱。在饮食结构上，严格控制脂肪和胆固醇含量高的食物，如肥肉、油炸食品、动物内脏、蛋黄，含油脂多的干果、籽仁类食物等，宜多吃萝卜、青菜、豆类、豆浆等副食。一切酒类、刺激性食物、浓烈的调味品均可促进胆囊收缩，使胆道括约肌不能及时松弛，造成胆汁流出，从而使胆囊炎急性发作，所以均应避免。

食管癌的因季施膳

随着季节的变化，人体内各器官的状态也有所变化。因季施膳，是指根据四季时令等的时间特点及其与内在脏腑、气血阴阳的密切关系来选用适宜的食物，进行饮食的科学安排。早

在《黄帝内经》中就有饮食应与时令季节相结合的论述："用寒远寒，用凉远凉，用温远温，用热远热，食宜同法，有假者反常，反是者病，所谓时也。"这句话的意思是，用寒凉的药物和食物要远离寒凉的季节，用温热的药物和食物要远离温热的季节，反之就会引起疾病。

因季施膳，选择合适的食物，既是中医学的一大要旨，也是患者需遵守的一项饮食原则。依据这一原理，在阳气旺盛的夏季，气候炎热，汗出较多，我们应常吃一些凉性食物，少食温热生火类食物，如清暑的瓜果，以清解暑热。冬天气候寒冷，阴气盛，阳气深藏，需要温补，应多食温热性食物，少吃寒凉伤阳之物，如高粱米、板栗、大枣，以提高身体的耐寒能力。

春季：宜疏肝健脾、调畅情志

春回大地，万物复苏，草长莺飞，故春季为万物生发的季节，自然界的阳气开始萌生，一片生机勃勃、欣欣向荣的景象。《素问·四气调神大论篇》指出："春三月，此为发陈，天地俱生，万物以荣。"春季人体新陈代谢开始旺盛，有利于人体气、血、津、液之化生及生发，应尽量少食或不食温燥食物，如狗肉、牛肉、羊肉等。《尚书大传》说："东方为春，春者出也，万物之所出也。"按照中医"天人相应"理论，春季为人体五脏之一的肝脏当令之时，春气主升，肝主疏泄，喜条达而恶抑郁。春季是发陈季节，饮食宜食用辛甘发散之物，要以协助阳气升发为主要原则，如春芽、豆芽、豆苗、莴苣、菠菜、香菜、花生等。如果在早春，要少吃黄瓜、冬瓜、茄子等寒性食物，多吃些葱、姜、蒜等温性食物，以驱散阴寒之邪。还应适当多吃一些鸡肉、动物肝脏、鱼肉、瘦肉、鸡蛋、豆浆等，以满足人体新陈代谢日趋活跃的需要。

春季贵在疏肝调肝，调节情志。食管癌术后进食困难患者常常伴有情绪问题，如焦虑、烦躁等，尤其要加强疏肝调肝，使气机条畅，精神愉悦，减轻心理负担，促进病情康复。唐代孙思邈在《卫生歌》中说："春月少酸宜食甘。"元代邹铉在《寿亲养老新书》中进一步解释了这种饮食原则的理论依据，提出春季应少食酸味多食甜味，其依据是春季属肝，五行属木，脾脏五行属土，过食酸可使肝气旺，容易导致肝对脾的克伐过度，因此，应少食酸味，多食甘味以养脾气。何裕民教授常建议，春季最好吃些疏肝调肝的食物，如菊花、佛手、玫瑰花、青皮等。少食酸味的食物，如柠檬、山楂、乌梅等。春季木旺易伤脾土，易导致人体的消化功能受损，出现食欲差、精神不佳等，此时宜多食甘味、温补和健脾益胃的食物，如板栗、土豆、红薯、山药等。

建议春季可常饮三花饮，三七花 3 朵，玫瑰花 5 朵，菊花 3 朵，佛手 5 克，决明子 5 克，枸杞子 5 克。将所有药物一同研为粗末，置入茶包，用开水冲泡后饮用，冲饮至味淡。本茶饮可疏肝解郁、清肝明目、健脾理气，尤其适合于春季饮用。

夏季：宜健脾、祛火、生津

夏季是阳气最盛的季节，气候炎热而生机旺盛。《素问·四气调神大论篇》说："夏三月，此谓蕃秀，天地气交，万物华实，夜卧早起，无厌于日，使志无怒，使华英成秀，使气得泄,若所爱在外,此夏气之应,养长之道也。"立夏后天地间的阳气上升,阴气下降,万物渐渐走向通泰繁茂。植物开花结实,长势蓬勃,阳气极盛,昼长夜短,此时应该晚一点睡觉,但不能超过23点睡觉,早早起床,不要厌恶长日,以顺应阴阳变化。此时,因晚间睡眠时间相对不足,加之立夏后白天气温较高,人体出汗增多,营养和体液等消耗增多,容易造成阳气不足,应多食用酸味食物或药物,使皮肤腠理适当收缩,防止出汗过多。乌梅、山楂、五味子、杏子等酸味食物,可以收敛人体内气机,防止能量的损失。同时酸味食物具有开胃消食的功效,但食管癌患者应注意控制量,以防过量造成对食管的刺激。

正午气候炎热时,人体血管扩张,血液容易集中于体表,午饭后消化道的供血增多,大脑供血相对减少,人在午后常感到精神不振、困意频频。因此,立夏后人们应该养成午睡的习惯。研究表明,肿瘤患者因为治疗和疾病本身的原因,身体正气受到影响,体质较正常人偏弱,因此,适当午睡有利于调整机体的免疫力,但午睡的时间不宜太长,以免影响晚上的睡眠质量,一般以30分钟左右为宜。

夏季阳旺,暑湿气盛,湿邪困脾,易阻碍脾胃之阳气,脾胃功能更易低下,容易出现胃口不好、腹泻、舌苔白腻等症,饮食应以清淡爽口、少油、易于消化为宜,少食或不食肥甘油腻的食物,应多食健脾利湿的食物,如莲子、芡实、薏苡仁、赤小豆、山药等。多吃甘凉、味酸的食物,如酸梅、葡萄、猕猴桃、木瓜等。可以多喝些淡盐开水、绿豆汤、淡茶水、果蔬汁等清凉饮料,以补充高温出汗丢失的钠、钾、镁等矿物质。

少食糖分高且偏甜的食物，如奶茶、奶油蛋糕、糖果等，以免助湿生痰，加重病情。

中医学认为："夏属火，其性热，通于心，主长养，暑邪当令。"指出心在五行中属火，火热之邪最容易损伤心，且中医学认为"汗为心之液"，夏天汗液大量排泄，不仅会损伤心气，还会导致心阴虚，这样更容易受到暑热邪气的侵犯。所以，夏季宜注重养心祛火生津，多吃一些清心祛火生津的食物，如莲子心、绿豆、西瓜、苦瓜、百合、苦荞麦等，既能清解夏季高温天气带来的暑热，又能清泄身体产生的内热。

秋季：宜培土生津、养阴润燥

立秋过后，阳气转衰，阴气渐长，自然界由生长开始向收藏转变，但天气依然以闷热为主，大家要注意防暑降温，补充水分、保证睡眠。这个季节应注意收敛精气，保津养阴。少食辛辣发散之物，民间有"八九月勿食姜"的说法，此时若多食生姜易生秋燥而致咳嗽。宜多吃一些养阴生津、清肺润燥止渴之物，可选用银耳、梨、百合、马蹄、石斛、芝麻等具有滋润性的食物。

1. 初秋要平补　这时暑气不再上升，但"秋老虎"颇凶，而且雨水增多，上有烈日，下有水湿，湿热交蒸，合而为湿热邪气。《黄帝内经》说："湿气通于脾。"因脾喜燥恶湿，湿邪留滞，最易困脾。湿为阴邪，易阻遏气机，损伤阳气，致脾阳不振，运化无权，致水湿停聚，引发为水肿或腹泻。《素问·阴阳应象大论篇》指出"秋伤于湿，冬生咳嗽"，意为初秋脾感受湿邪后，当时并未发病，但为冬天慢性支气管炎等疾病的复发种下病根。所以早秋应以健脾祛湿为主，可选用薏苡仁、山药、茯苓、冬瓜、丝瓜健脾利湿之物，以助脾胃运化。

俗话说"秋瓜坏肚"，尤其是脾胃虚寒的人应尽量少吃西瓜、香瓜等寒凉的瓜果，以防损伤脾胃阳气。初秋因为气候炎热和湿盛，再加上胃肠功能经过盛夏的消磨，易致肠道传染病的发生，大量进食各种肉食类，会增加脾胃负担。应选用补而不峻、防燥不腻的平补之品，如鱼、瘦肉、禽蛋、奶制品、豆类，以及山药、茭白、南瓜、莲子、黑芝麻、核桃等。患有脾胃虚弱、消化不良的患者，可以食用具有调补脾胃作用的莲子、山药、白扁豆等。

2. 仲秋要润补　仲秋时通常雨水渐少，干燥的天气最容易伤肺伤胃，人体常出现"津干液燥"等征象，如口鼻咽喉干燥、干咳、咽痛、皮肤干裂、大便秘结等。所以此时重点是养阴防燥，润肺益胃。根据"燥者润之"的原则，可多食用有滋阴润燥作用的食物，如芝麻、核桃、梨、甘蔗、香蕉、马蹄、橄榄、百合、银耳、萝卜、乌骨鸡、鸭蛋、豆浆等。

根据"少辛增酸"和"酸甘化阴"的原则，宜进食带有酸味的食物，如葡萄、石榴、苹果、杧果、阳桃、柚子、猕猴桃、柠檬、山楂等。其中，银耳含有碳水化合物、脂肪、蛋白质以及磷、铁、镁、钙等，具有滋阴、润肺、养胃、生津等补益作用，可用水泡发后，加大枣、梨，炖服；百合也有养肺阴、滋肺燥、清心安神的功效。此外，应少食辣椒、葱、韭菜、蒜等辛辣食物。

3. 晚秋要滋补　晚秋时气温偏低，秋风萧瑟，万物凋零。天气转凉，早晚温差大，寒邪容易伤人，在加强营养，增加食物热量的同时，要注意少食性味寒凉的食物，并忌生冷。可用1～3个核桃仁（连紫衣）嚼食，来预防秋季多发的咳喘类呼吸系统疾病。深秋的气候越来越干燥，因此，深秋饮食宜清润，避免姜、葱、胡椒、花椒、芥末等辛辣香燥之品及熏烤、肥腻之食，要多吃润肺生津的食物，豆类及新鲜蔬菜、水果均宜多吃。药食兼优的菱角、板栗也是调理脾胃的佳品，它们均含有碳水化合物、蛋白质及多种维生素等，具有补中益气、开胃止渴、固肾益精等功效。对于有冬季进补打算的人来讲，此时是打"底补"的最佳时期，"底补"可用芡实、大枣、花生仁炖汤服，或用芡实炖猪肉等。

冬季：宜补元气、强体质

冬季气候严寒，万物收藏，是藏匿精气的节气，阳气闭藏于内，阴寒盛极。中医学认为，冬季五行属水，其气寒，通于肾，以养藏为本。由于气候寒冷，人体对能量与营养的要求较高，人体的消化吸收功能相对较强，俗话说："三九补一冬，来年少病痛。"冬季适当进补能提高机体的抗病能力，强健体质，培补元气。中医学认为，元气禀于先天，藏于肾中，是维持人体生命活动的基本物质和原动力，元气足，人的精神状态便好。食管癌患者因手术或者疾病本身进食困难，都会导致元气受损。冬季是人体处于收纳的时节，这时补充的营养更容易吸收，是机体休养生息的大好时机。冬季究竟应该如何进补呢？

1. 适当进补　冬季是食管癌患者进补的最好季节，此时食用一些滋补营养的食物，可以增强体质，提高身体抗癌力。

尤其是三九寒冬进补，能够使食物的营养和能量最大限度在体内蓄积，为下一年的开春做好准备。故饮食中可适当增加猪肉、鸽肉、芝麻、山药、枸杞子、黄鱼、鲈鱼等。肉类食物一周 2～3 次为宜，一次控制在 50 克以内。体型肥胖的患者，要少吃肉类。

2. 饮食宜温　"温"有两层含义，一为适当选择温性食物，有助于保护体内的阳气，以免阳气消散，如可多食些核桃、刀豆、栗子、大枣等；二为食物温度宜温，不要吃冷食。但像胡椒、尖椒、花椒、桂皮等辛辣燥热刺激的食物，不宜多吃。

3. 多吃新鲜的蔬菜和水果　冬季天寒，新鲜水果、蔬菜较少，人体氧化代谢增强，维生素和矿物质消耗增加。加之放化疗对患者的影响，容易出现口腔溃疡、胃肠道黏膜损伤的表现。因此，饮食上要保证新鲜蔬果的摄入，每天摄入 3～4 种蔬菜，2～3 种水果，且注意蔬果种类多样化，以摄取充足的营养。

食管癌的因地施膳

南北饮食不同，需针对性调整

中国幅员辽阔，地域宽广，各地气候、物产及习俗等都存在很大的差异，所以中国饮食文化以南北为界限有着很大的差距，也使得食管癌因地施膳变得更有意义。《黄帝内经》说："天不足西北，地不满东南。"中国地势东南低、西北高，西北地多人少，故"天不足西北"；东南人多地少，故"地不满东南"。中医根据"天人相应"学说来指导疾病的临床用药。人秉天地之气生，四时之法成，与自然息息相通，是自然的全息产物，也是自然的缩影。因此，人的结构、生理、病理皆与自然相似。故人们居住地理位置的不同，气候寒、热、温、凉是有区别的。在错综复杂的地理环境中，由于南北地理、环境的差异，各民族的生活习惯不同，自古就形成了饮食风味的差异和区别，需要根据不同地区人们的生活习惯和饮食差异，有针对性地进行调整。

北方：重口味、腌熏制品、肉类食物少吃为妙

中国有句老话叫"南甜北咸，东辣西酸"，北方人吃得咸似乎早已被全国人民当成了共识。相关数据统计表明，连续多次全国总膳食研究中，北方省份包揽人均食盐摄入量的前几名，北方的日均食盐摄入量也高于南方。北方人的重口味也是出了名的，北方人的生活中基本上离不开各种"大酱"，烤肉有烧烤酱，炒菜有豆瓣酱，吃面条、烙饼有炸酱、黄豆酱，酱之所以能够持久留香，离不开盐的调味作用，所以酱、酱油等调味品的含盐量非常高，100克黄豆酱相当于15克食盐，100克酱油相当于15～20克食盐。除大酱以外，味精、鸡精、蚝油、沙拉酱、辣椒酱、腐乳等都含有较多的盐，这都是隐形盐最常见的藏身之所。研究表明，太咸的食物会导致食管黏膜受损，受损的黏膜需要不断地翻新、修复，在这过程中让致癌物有机可乘，使细胞突变、发生癌变的机会也增加。因此，做菜时如果放了以上这些调味品就要减少食盐的量。

除了调味品，东北泡菜、咸鸭蛋、腌肉等腌熏制品也是藏

盐大户，这些腌熏制品为了更好地防腐抑菌，常常需要大量的盐来加工，含盐量最高达到 5％～10％。另外，我们在腌制食物的时候，食物很容易被细菌污染。长期进食腌制、霉变等含有亚硝胺、硝酸盐和亚硝酸盐的食物，会增加食管癌发生的风险。

除了重口味的大酱、腌熏制品，东北人还无肉不欢。东北人特别喜欢吃肉，论吃肉最厉害的地方，除了蒙古草原，就是东北人了。研究表明：吃肉越多，越可能得癌。医学界权威期刊《BMC 医学》上发表过一项由英国牛津大学团队主导的研究，该研究发现，和每周吃肉超过 5 次的参与者相比，每周吃肉低于 5 次的参与者癌症风险减少 2％，只吃鱼不吃肉的参与者癌症风险减少 10％，素食主义者的癌症风险减少 14％。

南方：热汤、热水要小心

广东潮汕地区自古就是礼义名邦，睦邻好客为潮汕人的传统美德。潮汕人爱饮工夫茶，有客人来访时，必生火烧水泡茶待客，可以说是达到"嗜茶成性"的程度了。滚烫的工夫茶一杯接着一杯，这种趁热饮用的不良生活习惯与食管癌发生密切相关。曾有一份汕头大学医学院学报统计研究表明，通过对 1995—2003 年汕头大学医学院附属肿瘤医院首次住院患者前 10 位疾病的构成分析，了解到潮汕地区（汕头、揭阳、潮州等市）的肿瘤发病情况。结果显示食管癌连续 9 年位居住院病种中的第 1 位，且住院患者人数有逐年增加趋势，提示食管癌在潮汕地区的发病率仍居高不下，所以应避免饮用滚烫的工夫茶。

滚烫的砂锅粥也应避免，砂锅中的高温食物反复刺激食管黏膜，会使其上皮发生破损、溃烂、出血等，这些黏膜反复受到刺激正是食管癌变的原因之一。总之，过热的茶、食物及饮料等对食管的反复损伤，久而久之，会引起局部组织病变，甚至引起癌变，要引以为戒！

沿海地区：戒食咸鱼干，控制盐的摄入

咸鱼干是以盐腌渍后晒干的鱼。以前因为没有低温保鲜技术，鱼很容易腐烂。因此，世界各地沿海的渔民都以此方法保存鱼。世界卫生组织和联合国粮农组织联合专家组发布的《膳食、营养与慢性病防治》报告中明确把咸鱼定为了Ⅰ类致癌物，认为中国式咸鱼会致癌，经常吃咸鱼会增加食管癌的风险。腌制的咸鱼干中，很可能会出现亚硝酸盐超标，而这些亚硝酸盐可能会和鱼肉当中的胺类相互作用，形成强致癌物质——亚硝胺。且咸鱼干中的盐严重超标，流行病学统计显示，食管癌的发病率与吃盐过多有关，这与胃癌、高血压及中风的发病情况相似。因此，应严格控制食盐的摄入量。《中国居民膳食指南（2022）》推荐每人一天盐的摄入量为6克，其中包括食物本身的含钠成分以及酱油、酱等所含的盐分。所以每人每天实际炒菜用盐量宜控制在4克。

粗粮地区：粗粮精做，减少食管损伤

粗粮一直被喻为是健康食品，深受老年人、养生爱好者的喜爱。的确，多吃粗粮能够促进肠道消化，其中的膳食纤维素是抗癌的好帮手。第二版《食物、营养、身体活动和癌症预

防》指南指出：多吃富含有膳食纤维的食物能够预防食管癌。另外，膳食纤维对人体还有间接的保护作用。这体现在膳食纤维本身的低热量可防止肥胖等，以及防范由营养过剩所引起的一些肿瘤的发生、发展等。但如果粗粮制作不当，在吞咽过程中容易损伤食管，长期大量食用会增加食管黏膜的磨损，从而不利于食管癌的康复。因此，在吃粗粮的时候，可以从少到多慢慢来，粗粮精做，将多种食材混合，粗粮与细粮搭配互补。研究发现，饮食搭配以 6 份粗粮、4 份细粮最为适宜。从营养学上讲，与其单独吃玉米、小米、大豆，不如将它们按1∶1∶2 的比例混合食用。肉、蛋则是粗粮的最好搭档，能起到营养互补的作用。

不同治疗时期食管癌的精准饮食

"精准饮食"是指根据患者的病情和口味喜好等，提出的具有针对性的膳食计划，更有利于患者的康复。食管癌患者由于进食受限，往往会出现营养不良。患者在手术、化疗、放疗期间，身体常出现各种副反应，患者及家属不知道该如何安排饮食，该吃什么，如何制作合适的膳食。本章教你如何通过做营养风险筛查了解自己的营养状况，并通过给患者制订个性化膳食，帮助患者更好地康复。

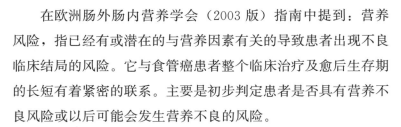

食管癌患者的营养风险筛查

在欧洲肠外肠内营养学会（2003 版）指南中提到：营养风险，指已经有或潜在的与营养因素有关的导致患者出现不良临床结局的风险。它与食管癌患者整个临床治疗及愈后生存期的长短有着紧密的联系。主要是初步判定患者是否具有营养不良风险或以后可能会发生营养不良的风险。

营养不良患者几乎占据着所有食管癌患者的 60%～85%。营养不良严重影响着整个治疗及愈后时期。吞咽困难、恶病质、手术切除及并发症、放化疗，这些都会造成患者的营养摄入不良，其中恶病质更是这些患者营养不良的一个重要方面。

如若术前就已经营养不良，它对于手术的影响非常大，其中包括延长手术治疗期，早期出现饱腹感、恶心、呕吐、疼痛、伤口感染等，并且会在术后更加明显。总体而言，食管癌营养不良带来的负面影响主要体现在两个方面：一是身体抵抗外来的能力下降；二是营养不良降低了治疗的效果。营养不良会造成癌细胞对治疗的敏感性和精准性下降，增加了治疗上的不良反应，而且还会延长患者的住院时间，导致身体恢复得慢，从而降低了疗效和生活质量。

但可惜的是目前仍然没有非常详细的研究或者指南，能够很好地缓解食管癌的营养不良问题，这可能与食管癌的发病位置特殊，愈后生存质量差，不良反应大有关。

所以，尽早地对食管癌患者进行营养上的支持或者饮食上的正确指导是一件迫在眉睫的事情，也是目前最需要去做的事情。

目前肿瘤患者营养评估最常用的工具之一是患者主观整体评估（patient-generated subjective global assessment，PG-SGA）（附录）。PG-SGA 需要患者和医务人员共同参与完成，内容由患者自我评估部分及医务人员评估部分构成。患者自我评估部分包括体重、摄食情况、症状、身体和活动功能 4 个方面，医务人员评估包括疾病和年龄、代谢应激状态、体格检查 3 个方面。根据 PG-SGA 总评分多少将患者分为营养良好、轻度中度营养不良及重度营养不良 3 类。营养良好者，不需要营养干预，直接进行抗肿瘤治疗；轻度中度营养不良者，在进行肠内营养治疗和肠外营养治疗的同时，实施抗肿瘤治疗；重度营养不良者，先进行营养治疗 1～2 周，然后在营养治疗的同时，进行抗肿瘤治疗。

手术期的精准饮食

手术前需要额外补充营养吗

必要时需要额外补充营养。食管癌因发病位置处在下咽部至食管胃结合部之间，所以常表现为进食时出现梗阻，咽食物的时候有哽噎感等进食受限的情况，从而增加了手术前患者在正常营养补充上的难度，以至于造成了营养需求大，但又无法足够补充的情况。中国抗癌协会肿瘤营养专业委员会发起的一项研究显示，食管癌成为营养不良发病率第一位的肿瘤。一项对食管癌患者术前营养风险状况与围手术期预后的相关性研究发现，手术前无营养风险组的患者发生并发症的概率明显低于营养风险组，且并发症的严重程度明显轻于营养风险组，同时住院时间也明显短于营养风险组，这说明手术前的营养状况需要重视起来。

那如何去做呢？

• 根据进食受限情况，给予不同饮食

考虑到术前患者的进食情况不同，结合经验，初步将其分为以下几种饮食建议：

如普通固体食物可以正常吞咽及消化吸收，但吞咽时常会感觉食物卡在喉咙或有阻塞、梗阻的感觉时，建议将每天所吃的食物切成小块，如一些偏硬的食物（饼干、坚果、干面包等）、动物性食物（猪肉、牛肉、猪肝等）以及鸡蛋等。因为小体积食物有利于经过喉咙时，避免对其过度的挤压，产生不适感，身体的耐受性也最好，小口的吞咽，还有利于食物的消化和吸收。除此之外，在进食的时候，让食物尽量多在口腔中咀嚼，待感觉食物柔软，嚼碎后，缓慢吞咽。食物烹饪上多以软质为主，将较硬、难嚼的食物做软，如将牛肉、猪肉这些肉类食物炖软烂后制成泥状或制成肉末；将鸡蛋制成蛋羹或炒成鸡蛋碎、制成鸡蛋面饼。

如进食固体食物费力，每口食物需要进行多次吞咽，同时吞咽食物时伴有疼痛的感觉，这时选择细馅及细泥型的半流质食物为主，如小米粥、豆腐、肉末、馄饨、烂面条、猪肝泥、土豆泥、果泥、水蒸蛋、米糊等。这类食物一般可以很好地使用餐叉或者汤匙就可以进食，并且质地比较细软湿润，无须咀嚼，并且不黏稠，靠舌头的力量就可以压碎，而且此类食物在吞咽时要缓慢，以利于喉咙吞咽，使吞咽时不用太费力即可进入食管。

如喝水比较费力，虽然能够一次饮完，但有时会呛咳，或在饮用液体（水、果蔬汁、牛奶、茶、汤品等）时，无法一次喝完，需要分多次饮用，并且会出现呛咳的问题时，对于这类患者术前的食物不仅需要选择软质、浓稠且纤维素低的食物，在饮用液体的时候，还需要使用液体增稠剂，使液体变成稠状。常见的液体增稠剂有淀粉类和胶类，一般市面上或网上选择正规商家就可购买，根据不同品牌的添加量将其添加到水、茶、果汁、汤、牛奶等液体中，同时用汤勺搅拌，大约几分钟后即可凝固变稠，若是酸性的果汁或牛奶，时间会长点，也可配合用粗口的吸管或一口量的小汤勺慢慢吸食。

• 保证足够的营养

食管癌患者中，年龄≥50岁的患者占比高达80%。有研究表明，60%～85%的患者出现营养不良，而营养不良的危害无论是对于治疗效果，还是治疗后的康复都是深远的。因此，在手术治疗前保证充足的营养，对患者尤其是具有营养风险的患者及时给予营养治疗是非常有必要的。

如患者无营养风险或营养不良，并且可以正常进食或进食受限小（无吞咽困难或吞咽哽噎感不严重），则可以正常进行饮食，维持基本正常的营养摄入，选择细软、菜嫩、肉烂、清淡、少渣、少粗粮、多精细的软食或半流质饮食，如煮烂的八宝粥、小米粥、清面条、烂肉泥粥、软米饭、软馒头、馄饨、米蒸糕、肉糜、肉饼、鱼片、虾仁、鸡肉泥、鸡丝、蛋羹、炒蛋等偏软或鲜嫩的食物；尽量选择根茎纤维少或鲜嫩叶，如南瓜、冬瓜、菜花、土豆、胡萝卜、番茄、黄瓜等，碎菜叶、豆腐、豆花、豆浆也是不错的选择。

避免粗粮（燕麦、玉米、麦麸、荞麦、干豆类）、高纤维蔬果（芹菜、韭菜、蒜薹、豆芽、茭白、菠萝、竹笋、柿子、大枣）。烹饪上尽量少盐、少辣；以煮、炖、蒸为主，肉类食物需要去骨、去刺、去皮，切小块后制成丸状、泥状、饼状、末状最为适宜；蔬菜在清洗、切碎、煮软的情况下，维生素和微量元素损失得比较严重，所以如果需要采用软食1个月以上，需要注意营养素的流失，适当补充营养素。一般无须提供额外的特殊营养治疗。但如果经口进食饮食依然不能满足患者营养需求或者吃得太少，可适当遵循专业人士的意见，选择正确的口服营养补充（ONS）。

如患者有营养风险或营养不良，有吞咽困难或吞咽哽噎感严重，经口仅能进流质，应给予高能量密度流质饮食，清肉汤、米汤、去油鸡汤、鱼汤、蒸蛋或蛋黄汤、米汤、营养婴儿米粉、果泥、藕粉、番茄浓汤、豆浆等，并且结合口服营养补充（ONS），若高龄或完全无法进食的患者，遵循医生建议，给予建立肠内营养支持途径（如管饲）或静脉输入营养液。

● 储备能量，为手术做准备

能量是维持身体活动的基础，人体能量由食物中的碳水化合物、脂肪、蛋白质提供。对于食管癌 BMI［体重（千克）/身高（米）²］正常者，建议能量给予 25～35 千卡/（千克·天）［(105～147) 千焦/（千克·天）］。如已存在营养风险，为了避免体重下降，营养供给不足导致的无法承受手术治疗问题，建议额外补充营养（如肠内营养制剂）或增加食物中营养素密度高的食物。如：

在食物中适量加入少许糖、低聚糖或糖制品（每天 1～2汤勺），建议用蜂蜜、红糖等，也可将其加入饮料、汤、粥或果蔬汁中；或将蜂蜜涂抹在面包、馒头或添加在酸奶中；食管癌同时患有糖尿病或胰岛素抵抗者，则不建议采用此类方法，可以选择一些低血糖指数（GI）的全谷类食物（大麦、燕麦、黑米、荞麦、玉米、甘薯、山药）、水果（生香蕉、苹果、桃子、樱桃、橙子）和豆类食物（黄豆、黑豆、赤小豆、绿豆）等，可将其制成糊状或者易于吞咽的软食状，如米糊、汤品、豆腐等；还可在正餐或零食中适当地多选用果仁类，如花生、瓜子、核桃、栗子、松子、莲子、芡实等；也可添加一些坚果酱，如花生酱、杏仁酱、核桃酱涂抹在面包、馒头或面饼上。

手术后何时开始进食

接受完手术治疗后的食管癌患者在维持身体的营养方面常会面临着相当大的障碍。不仅会因为肿瘤自身部位造成的障碍，如吞咽困难，吞咽食物时会有痛感和早期饱腹感，还会在术后，包括出现无法进食，伤口吻合口漏或者伤口感染等问题。所以术后理论上应尽早给予营养支持，不仅是为了术后伤口更好地愈合和恢复、降低手术期的发病率和死亡率，更是为了长期营养做基础，避免后期营养不良的发生。

最新研究显示：小肠的蠕动和吸收功能在术后 6 小时就能得到有效恢复，可以接受肠内营养，并且长期禁食对小肠的功能损伤较大，破坏肠道正常菌群，不利于患者远期营养状态及免疫功能的恢复。

所以在身体恢复良好，没有并发症的情况下，结合医生的建议，尽早进食，从 20～30 毫升的清流质饮食慢慢添加。

术后饮食原则

• 少食多餐

待胃肠功能逐步恢复可以进食的时候，患者或家属可以建立一个时间表，把每天的摄入量分成 5～6 顿小餐，或采用"3＋3"治疗方案（3 次正餐＋3 次口服补充特殊医学用途配方食品）的方法补充营养，也可适当选择肠内和肠外联合营养支持。一定给患者留足够的进食时间，慢慢进食，进食环境尽量安静。

- 选择体积小、营养密度高的食物

将食物尽可能做到精细和小块，如大块肉类制成泥状、末状、小块状、细条状等；果蔬类食物制成去渣的果汁、果泥等。这种食物易于术后患者更好地吞咽，并且帮助食物更好地在体内消化和吸收，能够让患者更好地耐受。一般情况下，建议选择低脂、富含优质蛋白质、质地细软的半流质或流质食物，如脱脂牛奶、米汤、鸡蛋汤（羹）、猪肉泥、猪肝泥等。

- 避免过咸、过硬、过酸的食物，保护食管黏膜

腌制食物、煎炸类食物、味道过酸类食物会刺激重建后的食管或胃黏膜，会加重食管缝合部位的黏膜充血和水肿，延长术后恢复期，所以为了保护食管缝合部位，应该避免这些食物的摄入。

- 必要时特殊营养支持

食管癌营养风险的发生率为 $32.8\%\sim85.0\%$。有研究表明，营养风险是影响手术患者预后的独立危险因素，所以术后具有营养不良风险的患者或对于进食非常困难，无法满足超过 50% 营养需求的患者，建议进行肠内喂养。不能通过口服喂养且不适合肠内喂养的患者，这类患者可进行肠外营养。

术后饮食要点

- 清流质有哪些

清流质的优点在于其易消化和吸收，低脂或无油，液体状，呈清澈透亮状。一般适用于术后最开始的 $2\sim3$ 天，如稀藕粉、稀面汤、米汤、葡萄糖水或过箩类的汤品，如去油肉汤、过箩鸡汤、过箩鱼汤、过滤菜汤、过箩果汁等，有些医院

营养科也会提供专门的营养液，均可被称为清流质。一般会采用过箩去渣、不添加油、盐等方法使食物更清淡。一般以高能量、优质蛋白质且容易被消化的食物为首要选择。

- 过箩是什么意思？家属应该怎么做

用筛子过滤出食物中的固体残渣，因最开始用的是竹编的筛子，故此过程称为过箩。过箩的目的是保证食物完全没有残渣进入碗中，反复的过箩可以让流质食物更清透。但因社会的进步，在制作清流质的过程中，也会用细粉筛或过滤纱布来代替箩筛，这样比较方便家庭制作。

具体操作实例：过箩米汤（粳米 30 克，水 300～400 毫升），将粳米煮成粥，随后倒入过滤纱布中，挤压摩擦出米汤后，倒掉纱布中的米渣，再将米汤倒入纱布中反复上述步骤 2～3 次即可。其他过箩食物操作步骤相同。

值得注意的是，清流质饮食的营养成分非常低，单靠清流质保持术后的营养是完全不够的。对于还未出院的患者，会常与肠内营养或静脉肠外营养一起补充。

特别注意：即使理论上建议术后患者尽早经口摄食有利于快速康复，但严禁家属强迫患者进食，一切以患者胃肠情况为标准。以临床医生的建议为首要参考。

- 如何制作流质饮食

除了上述说的特殊清流质外，流质食物还有普通型。但无论属于哪一种，流质食物的主要特点均为液体状，所有的食物都需要制作成液体或者能够立刻在嘴里融化成液体的形式。

所以家里常备一个破壁机非常有益。先将需要制作的食物切小块，随后再将所有食物放入破壁机中，加入少量水或不加水（视食物的性状而定），打成液体状。这种做法能让食物的营养素得到充分利用，比如日常我们常见的流质食物稀米糊、去渣果蔬汁等。

• 半流质饮食指什么

半流质的营养价值相对于流质食物来说略高，适合能够进食并且可以消化吸收的术后患者，指的是无刺激性的食物，一般质地为半固态，细软碎，粗纤维少，容易咀嚼和吞咽。

常见的食物有稀饭、小馒头、细面条、馄饨、肉末粥、菜末粥、皮蛋粥、鸡末粥、烩水果。但对于食管癌术后患者来说，不建议使用粗纤维和脂肪多的食物，如粗粮、肥肉或高油肉汤等。

• 软食有哪些

从膳食制作的角度上来说，软食重在"软"，它的特点是将我们日常食物做得烂、软、精细，所以在食物的选择上尽量避免选择粗纤维的食物，并且在制作食物的过程中尽量切小、焖烂、煮软、切碎。如肉类的食物需要去骨、去刺、去皮、切小块，制成丸状、饼状、末状且焖烂最为适宜；蔬菜应清洗、切碎、煮软再食用。

常见适合食管癌术后患者的软食有：米粥、软饭、软馒头、瘦肉糜、蒸鱼片、鸡蛋羹等鲜嫩的食物；植物性食物如南瓜粥、冬瓜汤、土豆胡萝卜泥、番茄汤、豆腐、豆花等。

居家如何调理饮食

• 匀浆膳怎么做

食管癌一旦居家饮食，说明经口进食是没问题了，当然其他特殊情况特殊对待。起初出院后，居家饮食我们建议一般从匀浆膳开始，少食多餐，慢慢过渡。如何制作匀浆膳？首先家里常备一台料理机或破壁机。

具体操作如下：

（1）将料理机（破壁机）清洗干净且尽量做到灭菌。

特别提示：很多人会忽略料理机的卫生问题，如果料理机没有清洗干净，长久残留积累下的致病菌则会引起患者不良的胃肠反应，造成外源性的食物中毒，引起术后并发症的发生。

（2）选择合适的食物。食管癌患者不建议选择味道过重或者偏酸、偏辣、偏甜、纤维素较高的食物。如糙米、笋干、韭菜、芥蓝、芋头、芹菜、麸皮、蔗糖、白糖、红糖、蛋糕、红薯、大蒜、带皮的肉、腐乳、大酱汤、芥末、辣椒、生洋葱、山楂、酸橙、橘子、西柚、柠檬等都不宜选择，尽可能选择精细，水分多，偏软的食物。

（3）预处理食物。当食物选择好后，将各种食物清洗干净，去除食物中不能食用的部分，如肉去骨去皮、鱼去刺、蛋去壳，根茎、瓜果类蔬菜去皮、去核、去根须，叶菜类选嫩叶，备用。

（4）将所有预处理好的食物切成小块煮熟，主食用米饭（不宜用黏性大的米，如糯米）、馒头（馒头去皮，尽量使用低筋面粉，不建议添加过多的粗粮粉）、藕粉或白粥，蔬菜类洗净后沸水焯1分钟，切碎；然后将每餐所需要吃的食物混合放入料理机中，加适量的水一起搅拌，启动机器，待食物全部搅成无颗粒的糊状后倒出，装在干净的锅内。

（5）将锅放置火上烧煮，不停搅动锅内食物，以免粘锅，也可加入少许的食盐（每天 4 克以内）及植物油（每天 25 克以内），煮沸 4～5 分钟后，倒入已消毒好的容器中备用。特别提醒：若煮沸过的食物中还有较粗的颗粒，则需要过筛。

但随着营养学的不断发展，在医学营养支持中，也不仅仅局限于自己制作出来的匀浆膳，目前市面上也会买到类似配制好的匀浆膳产品，也不失为一种比较好的选择。

• 口服营养补充剂（ONS）如何选择

对于口服营养补充（ONS）的表述目前国内还不是十分统一，但根据欧洲临床营养与代谢协会（European Society for Clinical Nutrition and Metabolism，ESPEN）2006 年发表的专有名词规范中，对于 ONS 的英文全称统一规范为 "oral nutritional supplements"，被划分为肠内营养范畴，换句话说，它是一种通过嘴巴吃进去，再经过肠道吸收的特殊配方食品。

对于家庭患者自行补充的话，我们通常建议特殊医学用途配方食品，它是一种特殊膳食类食品，能够起到营养支持的治疗作用。这里需要额外强调的是，它与药房里的蓝帽子保健品、普通固体饮料食品不是一回事儿。

这类食品通常为液态，但随着这类食品的不断发展，为了家属制作和患者食用更加方便，粉末状类型也日渐居多。主要分为全营养配方食品（营养素均衡、维持人体所需的能量）、特定全营养配方食品（特定某种疾病或人群，对某种或多种营养素进行补充）、非全营养配方食品（提供补充单一营养素）三大类别。一般医师会根据患者的营养状态建议食用方法和类别。

ONS＋益生菌的搭配对于改善患者营养状态，帮助患者恢复效果更佳。

化疗期的精准饮食

本章开头就已经提到过，食管癌患者整个治疗期营养不良的发生率很高，多由能量和蛋白质消耗太多、身体摄入的营养太少有关，轻者可能只是消瘦，重者则会导致各个器官的坏死。因此，在化疗的过程中，除了一天的能量需要正常摄入外，蛋白质的补充是至关重要的一个饮食环节，因为蛋白质摄入增加可以促进肿瘤患者肌肉蛋白质合成代谢，发挥纠正负氮平衡、修复损伤组织的作用。一般建议以 1.5～2.0 克/（千克·天）最佳。

如何提高蛋白质的摄入量

补充富含蛋白质的食物，建议以植物蛋白质为主，如豆浆、豆腐、豆脑、豆汁；动物蛋白质为辅，如低脂牛奶、无糖酸奶、虾肉、鱼肉、鸡肉等。将其制成糊状、泥状易于吞咽、消化且容易吸收的方式，或制成匀浆膳也可，但不建议完全选择植物性蛋白质。

使用氨基酸或短肽营养制剂。此类营养补充是将蛋白质水解成氨基酸，甚至更小的形式如双肽、多肽的形式，更有利于小肠的吸收，并且对于胃肠道的影响比较小，多为液体，所以易于食管癌术后化疗期吞咽。

以上两种方法均可很好地提高蛋白质的摄入量，对于化疗期出现严重的恶心、呕吐、进食量少的患者，也可咨询专业营养师或医师，将两者相结合起来补充蛋白质。

推荐"轻断食"

"轻断食"最早被认识是在英国人麦克尔·莫斯利的《进食、断食与长寿》纪录片中，之后在他所写的书中，具体详细地描述到轻断食对人体的积极影响。自此关于轻断食的研究不断涌出，也不断地深入。其中近两年在癌症化疗中的研究更是数不胜数。这打破了传统化疗饮食下提倡的多吃原则，开辟了新的化疗饮食之路。

对于接受化疗的患者来说，"轻断食"意味着患者在一定的时间段内停止进食，其余时间保持正常进食的方法。这从根本上与断食区分开来。

临床上我们发现，当我们建议癌症患者在化疗前 48 小时内减少食量，并要求患者调整摄入食物的就餐时间，临睡前的 3 小时内不摄入一切食物，同时保持当天最后一餐与第二天的第一餐间隔 12 小时的时候，患者在接受化疗期间恶心呕吐的症状明显缓解。不仅如此，我们还发现，患者对于化疗前的焦虑、失眠等情绪问题也得到了不同程度上的改变。此为临床经验之谈，故我们将其称之为 12＋3 断食法。

一项发表在国外杂志《细胞·干细胞》的实验研究中提到，轻断食能够激活身体的免疫系统。另一项动物实验中还发现，轻断食能够减少化疗药物对实验鼠的副作用和死亡率，并能提升年老老鼠的免疫力。不失为化疗患者缓解副作用的一种方法。

一天膳食怎么搭配，怎么做

• 化疗前一天膳食建议

多食新鲜富含营养素的蔬菜水果，可以选择黄瓜、番茄、苹果、香蕉等，去皮切小块，或制成果蔬汁，当作流食补充最佳。

交叉流质和半流质饮食，如一天三餐中，早餐（8 点 30 分）吃流质饮食，如过滤的肉汤、排骨汤、鱼汤、米汤、营养婴儿米粉、去油鸡汤、藕粉、番茄浓汤、豆浆、牛奶；中餐（12 点 30 分）吃半流质饮食，如煮烂的八宝粥、小米粥、清面条、蒸蛋、烂面条、烂肉泥粥等；晚餐（18 点 30 分）继续给予半流质饮食。食物制作尽量清淡、软、烂，进食速度慢一点，细嚼慢咽。

• 化疗当天膳食建议

患者进食清淡易消化且富含维生素的食物，如果出现消化功能弱或恶心呕吐的时候，尽量选择没有气味和容易消化的食物，比如干一点的食物，如软馒头、软面包等，不建议饮水或汤水多的食物，如各类肉汤；或者也可选择鱼肉、虾肉等易消化的食物；同时需要避免进食后马上躺下休息。

吃不下，怎么办

如因化疗期间恶心呕吐导致的没有胃口、吃不下的情况，建议不宜吃太饱，特别严重则可选择暂时性禁食，以免造成肠胃不适，加重症状；待缓解后可适当少量食用易消化的干性食物，如花卷、小馒头、软米饭、拌面条等。

也可暂时性地添加些额外的糖分或者高能量的食物，目的是提高食欲，避免发生营养不良的风险。可加点提味的香料，如在烹饪时加入少许的醋或者少许的柠檬汁，或可在汤类、粥、牛奶、藕粉、米粉中加入少许糖或低聚糖、糖醇类甜味剂，如果爱吃面包或者北方爱吃馒头和面条的患者，也可添加点泡菜或者腐乳、蜂蜜、花生酱涂抹在面包、馒头或与面条相拌，提高食欲，增加每天摄入的能量。

白细胞急速下降怎么办

白细胞下降最主要的原因与使用化疗药物有关。药物导致骨髓造血功能受损，身体的免疫力下降。所以，当白细胞极速下降的时候，首先要注意的是免疫力下降造成的感染。饮食上保持食物洁净，降低外源性食物感染。尽量不要吃生食，如蔬菜沙拉、生鱼片、泡菜、海鲜等食物，不建议这个阶段食用；日常所食的蔬菜保持新鲜，水果尽量去皮吃，选择煮熟的蔬菜，如菠菜、生菜、圆白菜、娃娃菜、去皮的西红柿、胡萝卜、蘑菇、西葫芦等。也可选择一些鸡蛋羹、余瘦肉丸子、清蒸鱼、虾仁、无糖酸奶、豆腐、豆浆等蛋白质含量高的食物。

如果需要在外就餐，坚持使用公筷，尽可能地减少外卖及在外就餐次数，特殊情况下，外卖食物或者吃剩的食物尽早放入冰箱保鲜冷藏，拿出后完全加热再吃。

白细胞降低后，应避免食用太热、酸性强或粗糙、生硬刺激性食物与饮料，如火锅、咖啡、辣椒、酒、芥末、花生等；食用细软、易于吞咽的食物，如馒头、蛋羹、粥等。食物和饮料以室温为宜，避免食管黏膜的二次损伤感染。同时注意补充

B族维生素丰富的食物，如糙米、绿叶蔬菜、瘦肉等，有利于修复皮肤黏膜和细胞组织。

另外可适当补充一些滋养肝肾、益精生髓的食物，有利于升高白细胞，如黑豆、黑芝麻、黄芪、香菇、党参、牛肉、灵芝、黄精、红景天、枸杞子、桑葚、乌骨鸡等。不建议选择糙米、烤肉、蟹、油炸食物、肥肉、动物皮、溏心荷包蛋、凉拌菜、生牛奶、冰淇淋、小麦胚芽、驴肉火烧，纤维素比较多的蔬菜如菜薹、辣椒、芹菜、笋干等，腌制食物，如咸菜、泡菜、腊肉等。

化疗期出现贫血怎么办

化疗期间，因化疗药物的副作用，患者发生贫血的比例较高，尤其是在化疗的 7~10 天。

● 缺铁性贫血

适当动物性食物搭配植物性食物，虽然木耳、芝麻等植物性食物含铁量高，但实际上它能在体内转化吸收的量低于动物性食物中的铁。丰富的维生素和矿物质与动物性食物如鸡蛋、鸭血、猪肝、鸡肝、牛肉、乌骨鸡等一起搭配，可起到营养均衡、促进吸收的作用。

在食用含铁丰富的食物时，适当搭配富含维生素 C 的食物，促进体内铁的吸收，如桑葚、木瓜、苦瓜、甜橙、番茄、小白菜、猕猴桃、沙棘、西蓝花等。蔬菜类的食物在烹饪的时候，可以先放入沸水中焯 1 分钟左右。

避免影响治疗效果的食物一同食用。在接受治疗时不宜与浓茶或富含草酸、植酸的食物一起食用，否则会降低铁元素吸收，如菠菜、空心菜、小麦、麦麸等。

减少高纤维素的食物和粗粮，如魔芋精粉、玉米、小麦、燕麦、荞麦、小麦麸皮、竹笋、脱水蕨菜、发菜、黄豆、青稞、白芸豆、芹菜等；尽量少吃或不吃难消化的食物，如年糕、粽子、奶油、红烧肉、巧克力、炸鸡、韭菜、火腿、香肠等；为了避免刺激食管黏膜出血以加重贫血，可适当选如馒头、面条、粥、软米饭、面片汤、包子、水饺、馄饨、肉泥、肉丸子等食物。

• 巨幼红细胞性贫血

纠正偏食的习惯，尤其是部分长期偏爱素食的患者，容易导致脂溶性维生素的摄入量不足。补充富含维生素 B_{12} 和叶酸的食物，如小青菜、番茄、肉类、动物血、花生仁，以及鹅肝、鸭肝、猪肝等动物肝脏。维生素 B_{12} 和叶酸缺乏是造成贫血的重要影响因素，瘦肉或血液制品等动物类食物中肌红蛋白、血红蛋白经蛋白酶消化后，游离出的血红素铁可以直接通过肠黏膜细胞进入人体，有助于防止贫血。

无论是否被诊断为贫血的术后患者，我们都建议自行选择每天补充一片叶酸片，它不仅可以防止贫血，还利于维持免疫系统的正常功能，提高身体的抗菌能力，利于手术切口组织的恢复。

饮食烹调是关键，因为维生素 B_{12} 和叶酸易溶于水，所以要避免过度清洗和浸泡，尽量不要挤去菜汁，否则会容易加快营养素的流失。

"五阶梯"原则

• 营养教育

食管癌患者的放化疗治疗是主要有效的治疗手段，不仅是化疗期，放疗期患者发生营养不良的风险也相当高，往往这个时期的患者对食物的接受以及营养重要性的认知都比较薄弱。故作为医师需要对患者及家属进行能量、营养素、进食等方面的教育，让患者了解放化疗对食管黏膜的影响以及治疗期间饮食和营养的重要性，让患者能够自主选择正确的食物。

• 口服营养补充剂

当放疗开始时，如果可以进食的患者，首先考虑经口进食，可先通过食物补充，如饮食以半流质、流质食物为主，食物类别尽量选择高维生素、高蛋白质、高热量的食物，禁食辛辣、刺激性食物，禁烟酒。如可多食果蔬、奶类、鸡蛋、精细的米面粥，可适当补充点无油的鸡汤或鱼汤，多饮水。

但如果出现进食不足或胃口差的情况，则部分予以匀浆膳（前面章节有具体介绍）或均衡全营养素制剂口服，改善营养状况，优先选择蛋白质营养制剂，如果有恶心、呕吐、腹泻的情况，则考虑氨基酸或短肽类营养制剂，也可适当少量食用乳清蛋白粉剂，以补充能量及蛋白质摄入的不足。

• 完全肠内营养或肠外营养

当患者无法吞咽或者严重食管癌导致进食受阻的时候，可根据医嘱考虑实施完全肠内营养，此环节由医师操作，一般采取鼻饲管或其他方式。

如若放疗导致食管受损，或严重的胃肠道功能紊乱时，需采取肠外营养。

放射性食管炎的防范及纠治

放射性食管炎的典型症状为咽下进食疼痛、恶心、呕吐、黏膜充血等。很多都是短期内的症状，常见于放疗后一周或数周后，一般症状都比较轻。在一般的治疗中辅以饮食和中医药膳方，大部分患者都能得到恢复。

所以在放射性食管炎中，首先以流食、半流食或易吞咽和消化的食物为主，尤其是在症状刚开始的时候，如果没有感觉到身体不适，尽量多吃些软食，尽可能地多补充点能量和营养。选择易于消化的食物，如馒头、馄饨、面条、粥品、蒸糕；也可将蔬菜、肉类食物切小段、煮烂、去骨食用，或制成匀浆膳食用。

另外在每次放疗前可以适当食用一杯 250 毫升酸奶或服用益生菌制剂，可以对食管壁上的黏膜起到保护作用。

若有吃饭吞咽疼痛的患者，食物温度不宜过高，适当放凉或者放温吃，同时，将比较干或者硬的食物制成具有黏稠度的性状，选择细软多汁的食物；如果是比较稀的液体或糊状的食物，进食时不建议平躺的姿势，选择正确的坐姿，方便吞咽食物，避免食物积累在口腔内而导致呛咳。如果年龄大的患者进食流质有困难时，可食用食品级别的增稠剂，改变流质食物的稠度。

在食物种类的选择上，可适当选择一些药食两用的食物，如黄芪，将它泡水饮用，其味甘，性微温，气薄而味浓，有补气固表、利水、托毒排脓、敛疮生肌的功效，促进人体免疫细胞的分化和增生，提高人体免疫力；猴头菇，是一种高蛋白质、低脂肪的食药两用菌，其中含有多种活性成分，如萜类化合物、甾体化合物、生物碱类化合物、酚类化合物等，具有抗肿瘤、降血糖、抗氧化、增强免疫力、抗溃疡、保肝护胃、抗炎症等功效。

放射性肺炎的防范及纠治

因食管放疗部位离肺不远，真所谓城门失火殃及池鱼。故在放疗时，食管癌患者也会出现肺部炎症反应，如放射性肺炎。

• 蔬菜为主，肉食为辅

蔬菜中含有丰富的植物化学物质，例如异硫氰酸酯类、吲哚类、黄酮类等。这些植物化学物质可以通过不同的机制调节与抗肿瘤相关的通路从而抑制肿瘤细胞增殖、诱导肿瘤细胞凋亡。不仅如此，蔬菜中的维生素及矿物质的含量丰富，有利于降低炎症反应。所以，在蔬菜的选择上可以多种形式结合，不过值得注意的是，要避免选择粗纤维素多的食物，如白笋、木耳、花椒、芥菜、香菜、蕨菜、芹菜等。

肉类则以鱼类和少量的家禽为主，但我们需要注意的是肉类是配菜，它只是点缀，也是为了维持我们每天蛋白质的正常摄入。

• 多食用多酚类食物

多酚类食物已经被研究证明具有抗氧化和抗炎的作用，同时它还具有一定的药用价值，如抗感染、抗氧化及增强免疫力等。所以，放疗时多食此类食物有利于缓解放射性炎症的病情。茶叶，尤其是绿茶中含有丰富的多酚类物质，如茶多酚。其次就是浆果类水果中，如葡萄、蓝莓、奇异果、树莓等。

食管癌转移的精准饮食

脑转移

食管癌脑转移的患者容易出现颅内压增高、脑水肿，如呕吐严重，可暂时性禁食 3～4 小时，直到症状缓解或停止后，再选择少量流质食物，如米汤、饺子汤、面片汤等；然后，可开始少量多次地食用一些较干的低纤维食物，如馒头、软米饭等。

食盐摄入过多会造成体内水钠潴留，故脑转移患者需要严格控制每天食盐量在 4 克以下，不食腌制或含钠高的食物，如腊肉、咸菜、腐乳、豆瓣酱、咸鸭蛋、皮蛋、含碱馒头等。

严重的脑转移患者会出现不同程度的自主进食困难、偏瘫、昏迷及全身水肿，对于完全瘫痪在床的患者，可遵医嘱采用肠外制剂或其他管饲营养，以防止营养不足。

肝转移

食管癌出现肝脏转移患者常存在肝功能异常，根据何裕民教授及其团队经验提示，患者可配合一些保肝护肝、促进肝功能恢复的食物或中草药，往往收效甚好。可多食用具有保肝作用食物，如香菇、刀豆、海带、山楂、菊花、橘皮等。

烟酒本就是食管癌和肝癌患者的大忌，因此，患者出现肝转移要禁烟酒，避免油炸、烧烤、腌制饮食，平时饮食可多食橘子、菠萝、苹果、大枣、花菜、大蒜、洋葱、菠菜、荠菜、番茄、红薯、萝卜、豆浆、菌菇类、薏苡仁、陈皮、茯苓等；有燥热的则可喝些绿豆汤、枸杞菊花茶等。每天保证一定的优质蛋白质摄入，如每天可摄入1两（50克）精肉、1个鸡蛋、1两（50克）鱼、半小碗豆干或2杯豆浆（共约500毫升）。肉类以白肉（如鸡肉、鸭肉）为主，以煮、炒、炖的形式烹饪。

肺转移

饮食宜清淡、易消化，尽量采用蒸、煮、炖、熬、烩的方法烹调食物。宜食具有理气止痛作用的食物及高纤维素的蔬菜、水果。

食管癌出现肺转移时患者常见胸痛、胸闷、气短、喘息等，若胸痛伴有咳嗽痰多，可食用瓜蒌、川贝母、丝瓜等，以助润肺化痰；若伴有咯血，可多食用具有凉血止血作用的食物，如甘蔗、藕、藕节等。

胸腔积液患者限制水钠的摄入，低盐或无盐饮食。低盐饮食指烹调日用盐2～3克，对于严重胸水患者在短期内要给予无盐膳食，具体指日用盐1克。进水限制在每天1 000毫升左右。胸水患者原则上给予高蛋白饮食，选用鸡蛋、牛奶、鱼肉、豆类及豆制品等优质蛋白质，可维持血浆蛋白质正常水平，有利于胸水、水肿等症状的改善。

适当控制脂肪的摄入量，每天不超过50克，保证脂溶性维生素的吸收，防止便秘。

调饮食、促康复

　　康复期是指食管癌患者经过化疗、放疗、手术等治疗后，自我休养和恢复健康的阶段。处于康复期的患者，身体的各项功能均处于逐步恢复中，这时候任何过激过度行为（不当的饮食、过量的活动、情绪上剧烈波动）都会造成不利的影响。有的患者在治疗期间，消化功能弱、饮食摄入减少，康复期患者为了身体尽快恢复，往往急于求成，填鸭式地硬塞，常常事与愿违，补没"速成"，反倒加害于患者。

　　因此，食管癌患者接受放化疗治疗后，即使处于康复期，消化功能往往也较弱，此时饮食尤当谨慎，可根据身体情况尽量食用软食，甚至半流质或流质，切不可强食。须知，虚人调补，只能细火慢熬！千万不可操之过急，否则，往往会适得其反！

　　建议康复期的食管癌患者饮食定时、定量，细嚼慢咽，不要暴饮暴食及食用太烫太硬的食物。多吃有抗癌功效的食物，如薏苡仁、菱角、番茄、大蒜、洋葱、花椰菜、卷心菜、白菜、鱼类、绿茶、白萝卜、大豆、柑橘、海带、麦胚芽等。少吃肉，一周不要超过 350 克，可适当多食鱼肉及瘦肉。不吃各种致癌食物，如盐腌、烟熏、烧烤、煎炸、烧焦、霉变的食物。食物尽量保持新鲜，剩菜剩饭最好不要吃。膳食品种多样化，多吃五谷杂粮，如玉米面、小米饭、豆类等。少食辛辣调味品，如茴香、八角、花椒等。

戒烟酒

很多患者认为接受完治疗，病情稳定了，就可以不用顾虑了，以前爱烟嗜酒的情况又出现了，尤其是在男性患者中。但此举万万不可取，有研究显示，吸烟不仅会损伤食管，不仅如此，吸烟还刺激胃酸分泌，减少胃黏膜前列腺素的合成，同时还会加重对胃黏膜的破坏作用，导致胃酸反流到食管，影响病情的恢复，而且烟草中含有多种致癌物，可以诱发食管癌。

还有酗酒，当一口酒入口的时候，每经一个地方都无法幸免，如口腔、咽喉、食管、胃等，都会刺激体内黏膜细胞造成损伤。

> 笔者曾在沈阳举办讲座，讲座结束，有一男同志，50出头，黑黑瘦瘦的，患有食管癌，前来咨询。按照我们的经验，北方的男同志患食管癌和肝癌的大多好酒，而且好白酒，且喝得多。我先问他：平时喝酒吗？他说：喝得很厉害，喝了20多年，每天2顿，每顿至少半斤白酒，一顿不喝都不行。患病2年了，最近又发现结节病灶，甲状腺和胸骨间有肿块阴影，医院怀疑是肿瘤转移了。我叮嘱他，一定要戒酒。但患者的回答令我吃惊：我有时还喝酒，朋友一起聚会，别人劝我喝，不喝面子过不去啊。

这样的例子不少，常常听到有肿瘤患者，特别是男性患者，生了病之后，还照样抽烟喝酒，饮食也不注意节制，后来出现转移复发的比比皆是。除了禁酒之外，酒糟之类的食物也要控制。

> 1990 年前后，有位宁波的老年人，平素一直喜欢喝白酒，喝了白酒后出现了梗阻等食管症状，明确他患的是食管癌。当时饮食已经非常困难了。治疗后，食管打开了一点，能吃点东西了；过了一年半，经过调整，老人饮食已基本正常了。这个老人特别馋嘴，因为宁波人喜欢吃糟的东西和酒炝的东西，老人女儿每次转方时都会问何裕民教授，能不能让父亲吃一点，何裕民教授都明确地说不宜吃。两年后的夏天，他亲自来求诊，很执着地求何裕民教授，说能不能吃一点点，就吃一点点！夏天实在是口淡。拗不过他，何裕民教授答应说："一定要吃的话，只能吃一点点，解解馋。"回去以后，老人像得到圣旨似的，一定让他老婆给他做炝虾。开始他真的只吃一点点，没有什么不适，后来老太太炝了半斤虾，等老太太外出后，老人一人偷偷吃完了。吃完以后 2 小时，老人心口和肚子就疼得厉害。送到医院去看，结果是急性食管破裂，引起了胸腔的感染，3 天后就去世了。

所以说，患癌后，在癌症治疗和康复阶段，首要的就是改变以前不良的生活习惯和饮食方式，养成健康的生活方式，才能在一定程度上防止癌症的复发和转移，更好地康复。

放慢性子，改变倔、梗的脾气

情绪带给身体的危害，远比我们想象的严重得多。首先，能够理解癌症患者在经历过确诊、治疗后的身体上疼痛和心理上的焦虑。但如果长期处于焦虑、抑郁、高压状态下，不仅身体的激素水平受到影响，更有证据显示，不良情绪会直接影响消化道疾病，刺激胃酸分泌，从而会间接地导致病情加重。故试着通过一些舒缓情绪的方式，如找三两个朋友聚在一起聊聊天；或者没事儿的时候多外出，找空气质量好的公园散散步；找个自己感兴趣的爱好，如唱歌、跳舞、画画等。

体育锻炼：促使食管癌康复

体育锻炼被认为与降低食管腺癌有关。

世界癌症研究基金会第三版指南称，体育锻炼最活跃的人患食管癌的可能性比最不活跃的人低 19%。另一项研究发现，经常体育锻炼的人罹患食管腺癌的风险将会降低 32%。

此外，肥胖被认为是促进食管癌发展的危险因素，肥胖与高水平的胰岛素以及慢性炎症导致的食管癌风险增加有关。

日常的体育锻炼可以减少内脏脂肪、降低致癌脂肪因子水平、提高胰岛素敏感性和减少慢性炎症，从而潜在地降低患食管癌的风险。

在日常生活中建议大家增加运动的时间，体育锻炼除了在预防疾病上起到积极的作用，在患者康复阶段也是必不可少的。

有效的康复训练对于术后恢复身体功能十分重要。《英国运动医学杂志》中的一项研究表明，"预康复"可能会提高食管癌患者在手术前接受化疗的效果，在相应运动的辅助下使肿瘤缩小。其中对照数据指出，运动锻炼者的肿瘤缩小比例比不运动者更大。

而且在手术后，患者往往会出现一些与疾病和治疗相关的问题，例如短期和长期的疲劳、进食困难、腹泻、恶心和呕吐。食管切除术后，食管癌患者在短期和长期都会面临生活质量恶化的情况。此时适量的运动能够有效地缓解患者紧张的情绪。

对于患者而言，体重的维持是决定治疗成败的关键因素之一。在几项关于研究康复训练与改善治疗耐受性中存在潜在作用的实验中发现，在整个术前阶段观察到患者体重持续下降，但是运动组的体重或去脂体重并未发生明显变化。该研究证明，术前大运动量的锻炼，除了对术前身体状况有积极影响外，还可以减少食管切除术的肺部并发症。

除了患者以外，每一个人也应该将运动纳入日常规划中。健康生活的秘诀之一就是定期运动，除了能够有效地预防疾病的发生外，还能改善大脑健康、帮助控制体重、降低患病风险、增强骨骼和肌肉等。

根据世界卫生组织建议，每周至少 3 天进行超过 30 分钟中强度的运动，并减少日常久坐时间。癌症患者运动最讲究适度且循序渐进，不能够过于急迫，运动康复是个缓慢的过程，欲速则不达；稍不注意，可能会因为过分消耗体力而不利于康复。

找一个适合自己的体能锻炼方式，不宜做以往未尝试过的运动或过于激烈或强度高的运动，尽量以轻缓、柔和的方式为宜，如跳舞、慢走、瑜伽、太极拳等。每次运动时间在 0.5～1 小时，每周可活动 3～4 次。

学会与癌和平共处的要诀

建立信心是基础。患者要正确认知癌症不是不治之症，不能对癌产生恐惧和害怕，应该积极面对，不要悲观，要配合治疗。要相信随着医学的进步，越来越多的癌症能够治疗和康复，甚至有可能治愈，终身与癌共存，努力缓解自己不良情绪，给自己树立信心。

健康饮食是关键。食管癌与饮食的关系很大，健康的饮食，充足的营养，合理的食物选择，无论对癌症的治疗或康复都是至关重要的。所以保持健康且有益于抗癌的饮食很关键。

合理锻炼。癌症的康复是多方面综合，除了药物以外，合理锻炼不仅可恢复体力，改善身体状况，还有利于缓解不良情绪。

定期复查。当癌症治疗后，病情趋于平稳的时候，并不等于大功告成了，很多患者会在不同时间后出现局部复发或转移。所以，治疗后定期复查很重要，不仅能够很好地早期发现癌症是否复发和转移，还能够定期地观察自己身体恢复情况。

正念，助患者更好地康复

据临床观察，几乎 100％的食管癌患者都存在着焦躁、性急、做事毛躁、吃饭狼吞虎咽等特点。对这种特点的纠正也是康复的重要环节。我们主张的方法之一就是"正念"。很好地实施"正念"，每每能够帮助食管癌患者加强康复。

所谓"正念"疗法，是一套通过意念及心理行为来调整身心的治疗方法。"正念"原本是东方（印度和中国）瑜伽和气功中的一类操作体验，经由美国人卡巴金（J. Kabat-Zinn）教授发展而成一套成熟的心身治疗方法。关于正念的相关操作方法，可查找相应资料及数据，何裕民教授在《抗癌力——抗癌之和合观》（2016）一书中对此疗法在抗癌促康复中的意义，作了较为系统的介绍，可以参阅。此法尤其适合于食管癌患者的康复。

此法操作其实很简单：就是让当事人当下做任何事情，哪怕吃饭、喝茶等，都慢慢来，慢慢品尝，细嚼慢咽，且不做任何评判。创始人卡巴金有个经典做法，他给所有听他课的人两粒葡萄干，让各自慢慢地、一粒一粒地品，两粒葡萄干能品上10分钟。在这10分钟过程中，当事人只管去体验品味葡萄干的味道……所有人通过慢慢品味葡萄干后，都觉得从来没吃过这么甜的葡萄干，嘴里满是津液和甜味，其实，是让当事人能在当下专心致志地只是体验当下情况，借此逐步放慢节奏，调整情绪，并把内在功能稳定下来；借此既可改善烦躁、急躁、易怒、快节奏、不稳定等的不良生活方式，又可潜移默化地逐步调整内在功能，因此，针对食管癌患者来说，这是一套很好的养生和疗愈方法。

何裕民教授曾治疗过一部队转业到地方的干部。也许是军人的特点，他做事雷厉风行，常喝白酒，性子急，说话节奏快，吃饭也快，且好动肝火。他患了食管癌，手术做完后，康复过程中老是出现噎膈现象，体重还在往下降。子女陪同来求助。患者明明知道吃快了会有问题，但就是改不了这个习惯。中药调理过程中，噎膈依然经常出现，而且人很消瘦，经常吃不下饭，吃了就会吐。何裕民教授就跟他的女儿商量：先是晓之以理，道明性急和狼吞虎咽对食管损伤的危害，同时建议他们每次与父亲一起吃饭时，必须让他吃软饭，强调慢慢咽，一口一口地吃，女儿则在旁边盯着，不断地叮咛；强调先去品饭的味道，一粒饭一粒饭地品，一口菜一口菜地尝；一定要慢慢品出饭是什么味道；规定一顿饭一个多小时吃完才算合格。然后平时包括喝茶，做任何事都慢慢品，不能狼吞虎咽。并对照正念的书，加以改进。大概坚持半年多后，该患者性情大有改变，人也长胖了，再也没出现噎膈情况，性格也缓和多了，很少动肝火了。这就是正念的疗效。

八
食管癌患者的饮食误区

食管癌患者患病后经过手术、化疗等治疗后体质较弱，很多患者和家属急于求补，往往病急乱投食如乱补人参、虫草、石斛等，或者是有很多饮食误区如盲目忌口，吃流质只喝粥、面糊等，结果常常是不仅没补成，而且营养状况也得不到改善，甚至影响了患者的康复，由此而引发的悲剧也不在少数。

因此，远离饮食传闻，树立正确的饮食观，接受科学的饮食指导，是食管癌患者的必修课。

中医药治疗管用吗

食管癌在我们国家的发生率较高，病死率也是居高不下，其发病年龄主要在 40 岁以上，食管癌的发生与炎症、创伤、亚硝胺的慢性刺激、遗传因素以及微量元素的缺乏等有关。中医学认为，食管癌属于"噎膈"范畴，早在《黄帝内经》中就有记载："脾脉急甚为瘈疭，微急为膈中，食饮入而还出，后沃沫。"《景岳全书·噎膈》中说："酒色过度则伤阴，阴伤则精血枯涸，则燥结病于下。"指出噎膈与七情内伤、酒食不节、久病年老有关，根据辨证论治原则，分为痰气交阻、津亏热结、瘀血内结及气虚阳微证。

临床上很多食管癌患者因放化疗、靶向治疗导致一系列的不良反应，如消瘦、胃肠道反应（呕吐、反酸、纳差、泄泻、便秘等）、失眠、吞咽困难等，通过中药内服外敷等治疗手段都有所缓解。

《中华肿瘤防治杂志》报道，采用同步放化疗结合中医扶正的方法治疗食管癌，疗效显示中西医结合治疗组优于西医治疗组。程书钧院士也说过："晚期肿瘤要好好发挥中医的作用，无论中医、西医，现在对肿瘤谁都没有一个最好的办法，从这个含义来讲，西医也不要翘尾巴，西医诊断肿瘤当然独到，中医早期发现难度大一点，从治疗的角度来讲，尤其是晚期的，我倒觉得，真要发挥中医的作用！晚期我非常主张用中医药。"

临床上何裕民教授擅用中医药调治患者，疗效甚好。

有位郑先生，2013年确诊为食管癌，无转移，2013年3月来何裕民教授处就诊。首诊：患者因体检发现癌胚抗原CEA 7.92纳克/毫升（升高）入院。检查发现，胃镜示：反流性食管炎（A级）；食管局灶黏膜粗糙。病理示："食管"鳞状上皮高级别上皮内瘤变（重度异型增生伴瘤变）。一般情况可，饮食、睡眠可，二便调。建议保守治疗，中药配合，暂不考虑手术，2～3个月后拍片复诊。2013—2015年上半年，一直服用中药，定期复查，整体情况可。

2015—2016 年，郑先生认为情况稳定，自行停中药一年。2016 年 8 月 18 日复查胃镜提示肿块较前有所增大，活检病理结果未出。增强 CT 提示：①食管中段肿块，请结合临床并对比老片。②双肺多发结节，请短期随访。③纵隔肿大淋巴结，请结合临床。CEA 正常范围内，余肿瘤指标未查。2016 年 8 月来门诊就诊，何裕民教授建议化疗加放疗同步进行，再配合中药治疗 2 个月后复诊。郑先生放化疗结束后一直中药配合治疗，定期复诊。2022 年 9 月初复诊，食管造影（钡剂）影像所见：口服钡剂后，见食管各段钡剂通过顺利，管壁柔软光整，蠕动良好，未见明显充盈缺损，黏膜连续，未见破坏征象，未见管腔狭窄及异常扩张。双侧梨状窝对称，未见明显积钡。诊断意见：食管钡餐造影未见明显器质性病变。

中医药治疗有用吗？我们用事实说话！

人参、冬虫夏草、石斛等补品，能救命吗

食管癌患者临床表现为进行性吞咽困难，伴有不同程度的营养不良，而这也促进了人参、冬虫夏草、石斛这类补品商业价值的提升。在临床上经常碰到这些情况，"医师，他现在体质太弱了，可以吃点人参吗？""别人送了很多冬虫夏草，我们能给他吃吗？"这些患者家属最关心的问题，却是我们头疼的问题。中国人自古以来爱美食，以人为本，以食为天，生病后更是将吃放在了首位。

《神农本草经》记载：人参，性温，味甘、微苦，能"补五脏，安精神，定魂魄，止惊悸"。看到人参的这个作用是否很心动？但是随着疾病谱的变化，时代的更迭，中医的补法已不适用于大多数病症了。

何裕民教授一直反对滥用人参，之前在《生了胰腺癌，怎么吃》一书中详细介绍过。何裕民教授针对人参做过实验，初期人参可以使小鼠活力增加、体能改善，但却提前进入衰竭期。通俗来说就是正常细胞和异常细胞的活力都被调动起来，好坏一起，而癌细胞的生长速度是快于正常细胞的，可想而知其后果了。所以人参不要随意的大量食用，而是在适当的时候食用，如体质很弱以及贫血的患者才会小剂量使用。

冬虫夏草又名虫草、冬虫草，最早记载虫草的文献是我国唐代段成式随笔集《酉阳杂俎》（863 年）提到"菌生于峰"的自然生态关系。它的药用作用载于 1767 年吴仪洛《本草从新》，后来 1832 年赵学敏在《本草纲目拾遗》中记载颇详。

冬虫夏草与鹿茸、人参并称为中国三大补药，中医学文献中记载冬虫夏草味甘，性温，归肾、肺经，具有补肾益肺、止血化痰的作用，常与沙参、麦冬、蛤蚧、川贝母、生地黄等配合治虚劳咳嗽。现代研究表明，冬虫夏草药用价值在于含有丰富的虫草酸、虫草素以及大量的氨基酸等营养物质，具有镇静、降血压、抗炎、抗肿瘤等作用。现在多用于肺结核、产妇及老人贫血虚弱、慢性肾炎等病。对于肿瘤患者可以吃，尤其是肺癌患者，不反对小剂量食用，但由于价格炒得过高、盲目采挖等因素，我们不是非常推荐。

门诊时，有很多患者都问过何裕民教授这个问题，"何教授，冬虫夏草我可以吃吗?"教授听到这话的第一反应就是笑，"你想吃虫草是吗? 我推荐你吃北虫草，效果不比冬虫夏草差，还便宜，这样不是吃得更开心吗?"

石斛中疗效较好的为铁皮石斛，又名"黑节草"，在民间被誉为"药中黄金""千年仙草"，具有滋阴清热、益胃生津、明目强腰的功效，是药食同源的名贵中药材。它含有多糖、生物碱、氨基酸等活性成分，具有抗氧化、抗肿瘤、降低血糖、增强免疫力、抗菌等功效。很多患者看到它有抗肿瘤效果就想尝试，殊不知自己可能不适合食用。石斛适用于阴虚的患者，温热病及湿热病患者不适宜。对于食管癌患者，也需辨证论治，不可盲目食用，应在医师指导下食用。

中国从古至今流行"补"之说，而现在的通病是"富贵病"，何不做做减法呢?

患者消瘦需要吃蛋白粉吗

蛋白质是我们人体必需营养素之一，在维持机体生理功能方面发挥着重要作用。如果长期缺乏蛋白质，则会造成身体健康出现问题。因此，蛋白质对人体必不可少，由此而衍生了蛋白粉这类产品以及对它的争议。

食管癌患者因疾病本身影响导致吞咽困难，影响身体功能，出现进行性消瘦。对此，现在普遍建议食管癌患者补充蛋白粉或肠内营养剂，但是否需要补充蛋白粉，要视患者身体情况而定。

如因为吞咽困难、放化疗导致一些胃肠道反应而引起食欲不振，肿瘤恶病质引起体内储存的蛋白质被大量分解，出现营养不良、白细胞低下、贫血、低蛋白血症的患者在手术以及放化疗等治疗期间，可以适量补充动植物蛋白或肠内营养剂。

而对于有肝损伤以及肾脏疾病的食管癌患者不适宜补充大量蛋白质，需严格限制蛋白质的摄入量。可从常规饮食中摄取蛋白质，如蛋类、鱼虾、鸡鸭肉、豆制品等。从均衡的饮食中获取的蛋白质足够提供人体营养支持，过量的蛋白质人体吸收不了，反而增加身体负担。

流质不只是粥和面糊

很多人认为流质就是粥和面糊这类食物，其实不然，对于食管癌患者来说，流质的选择不是单一的。食管癌患者流质饮食可选择高蛋白、高营养、低脂饮食，如米汤、肉糜汤、菜糜汤、蔬果汁、豆浆等。如果长期以粥和面糊为主体，会加重患者营养不良问题，对治疗以及康复不利。

对于食管癌进食困难者，可用鸡肉、瘦肉、鱼虾、蔬菜、鸡蛋、莲子、大枣等切成小块，去刺、去骨、去皮煮熟，然后加适量水一起捣碎搅匀，无颗粒状后加少量橄榄油、食盐再边煮边搅拌，煮沸后即可放温食用。

山药鱼片粥：青鱼 100 克，山药 200 克，橄榄油、香油、食盐、葱各适量，山药打泥，小火慢炖。本品健脾益气，营养丰富，对于食管癌营养缺乏者不失为一道美味佳肴。

木耳三鲜汤：冬瓜 100 克，水发木耳 50 克，海米适量，鸡蛋 1 个，食盐等调味料适量。木耳切碎放入，小火慢炖。本品滋补强身，对于食管癌进食减少，气血不足者可多食用。

燕麦片粥：燕麦片适量，搅入沸水中，搅拌煮沸 5 分钟即可食用。对于诸多肿瘤患者睡前有饥饿感时，也可作为加餐食用。

参乳五汁膏：党参 20 克，牛奶 200 毫升，鲜芦根 60 克，龙眼肉 30 克，甘蔗 50 克，梨 50 克，生姜 10 克。将上述几味一起制成膏食用，适用于食管癌吞咽梗阻、形体消瘦者。

消瘦及营养不良的食管癌患者，适当补充奶制品

关于奶制品，很多肿瘤患者都有疑问，到底能不能喝呢？其实，关于这个问题争议还是很大的，先说说奶制品的代表牛奶，美国"反牛奶"运动的先锋坎贝尔在 20 世纪 70 年代曾经来中国做过研究，他发现城市中早发的肝癌跟牛奶有很大关系，在他出版的《中国健康调查报告》和《救命饮食》中提出，"动物性膳食，尤其是牛奶，增加了许多癌症的发病率"；"要尽量远离高蛋白、高糖的食物"。

我们认为牛奶是个好东西，但要看具体情况：在发育阶段，0～25 岁，这段时间喝点牛奶、奶制品对身体有好处，可以强壮体质，但是本身就胖、营养过剩的人还是建议减少饮用

量。25～45 岁，控制摄入量。45 岁之后，视身体情况而定，消瘦、乳糖耐受可以适量喝。步入老年后，身体消瘦、食管不好、长期吃素、体重指数（BMI）低于 18 的可以适当补充。功能情况良好没有必要补充。

消瘦及营养不良的食管癌患者，可以适当补充酸奶、低脂牛奶等低脂低糖的奶制品，避免食用过多的脂肪食品，以免影响消化和营养吸收。不同个体对乳制品的耐受性不同，因此在补充奶制品时应选择易消化、低脂低糖的产品，根据个人体质和医师建议制订饮食方案。

忌口，要有度

很多患者及家属总认为很多东西都不能吃，还有所谓的"发物"，如笋类、菇类、无鳞鱼类、鸡肉、鸡蛋、海产类等，故忌之尤严。其实此言差矣。

所谓"发"，本意是指由于过敏体质或过敏性疾病，吃了某些食物，特别是异体蛋白质类的很容易诱发过敏。但癌症并非过敏性疾病，故不属此列。临床上的确有不少肿瘤患者吃了这些食物会表现出胃肠不适，甚至腹泻等。这大多是由于癌症患者经历过放化疗这些治疗手段后，其消化功能严重受创，胃肠道原本分泌某些消化酶的细胞遭到破坏，故对相应食物原有的消化吸收能力丧失，食后易诱发肠功能紊乱。还有一些更甚，过分谨慎，听信民间各种传说，所有荤食一概拒之。

有一位食管癌患者，因为有一个中医告知所有荤食都不能吃，所以一年多来都是吃素食，这一年多常出现乏力、失眠、胸闷等症状，期间几次复查血常规显示白细胞均低于正常值。此患者饮食上一直比较注意，不会乱吃，她主要是自我要求高，完美主义，性子急，绝对不单是饮食的问题，也不应只从饮食上去调节。故她的饮食应回归于之前的习惯：荤素均衡，低脂、低糖饮食。我们应强调食管癌患者食谱宜广，适当偏素、偏粗（粗粮），但拒食荤食不可取，因素食中往往缺乏人体必需的一些营养素，如维生素 B_{12}、血红素铁、硒等成分。

别硬塞、别乱补

术后或放化疗时，食管癌患者在饮食上存在很多误区，认为肿瘤患者属于"虚"的范围，适宜于补。如甲鱼、黑鱼、燕窝、人参、蜂王浆、海参、蛋白粉、冬虫夏草、黄鳝等，每天换着花样的来。

如今食管癌发病率越来越高跟人们饮食不合理关系很大，大多是营养过剩所致。中医学认为，"虚不受补"，本身因放化疗出现了胃肠道的损伤，此时过补会出现中焦瘀堵，中焦枢纽不通，就会出现虚不受补现象。量力而行也是量"胃"而行，请好好善待它。

临床上就见到一位食管癌患者，因化疗原因胃口不佳、消瘦，家属很是担心，于是专门做了一个食谱，一日六餐，每一餐吃什么详细记录：

餐次	食物名称
早餐	馄饨、蔬菜、蒸蛋、豆浆/牛奶
早加餐	鸡汤/鱼汤/鸽子汤/营养粉
午餐	软米饭、清蒸鱼/海参/甲鱼、蔬菜
午加餐	果泥/核桃芝麻粉
晚餐	面条、蔬菜、肉丸汤
晚加餐（八点半之前）	酸奶、水果

从食谱可以看出家属的用心和担心，笔者很理解家属的心情，希望患者能早日康复。食谱没有错，错的是很多家属会逼迫患者努力进食，化疗后很多患者会出现胃肠道的反应，他们食欲减退，本身状态不佳，情绪低落，对于食物的强加会产生身体以及心理双重负担。万事讲究循序渐进，不可一步到位。

辛辣食物（辣椒、胡椒）可以吃吗

辣椒是很多人餐桌上必不可少的食物，不论是配菜还是主菜都有它。《食物本草》载："辣椒，消宿食，解结气，开胃口，辟邪恶，杀腥气诸毒。"辣椒有温中散寒、开胃消食的作用，但大量食用会刺激肠胃，有反流性食管炎、胃溃疡者不可食用。

辣椒中的辣椒素主要有消炎止痛、促进脂肪代谢以及保护肠胃的作用。有研究表明，辣椒素有致癌和抗癌的双重作用，在肿瘤方面尚存在较大争议。

《本草经疏》载："胡椒……其主下气、温中、去痰，除脏腑中风冷者，总因肠胃为寒冷所乘，以致脏腑不调，痰气逆上，辛温暖肠胃而散风冷，则痰气降，脏腑和，诸症悉瘳矣。"现代药理研究表明，胡椒中的胡椒碱具有抗惊厥作用、抗肿瘤作用。但由于胡椒性热，不仅可致目疾，《本草备要》载："多食发疮痔、脏毒、齿痛目昏。"《随息居饮食谱》载："多食动火燥液，耗气伤阴，破血堕胎，发疮损目。"大量服之则刺激胃黏膜并使之充血而引起胃痛，久而久之将导致胃溃疡的发生。所以每次不能多用，以0.3～1克为宜；阴虚有火者忌服。

因此，建议食管癌患者尽量少食辛辣食物，辛辣食物极易对人体的食管以及口腔黏膜造成损伤，久而久之，食管出现损伤，在反复修复的过程中，就会产生恶变。

咖喱的可爱之处

咖喱是东南亚诸多国家食谱中不可缺少的作料，咖喱中含有一种姜黄素的化学物质，是有效且高效的抗癌物，它可以阻断癌细胞增殖，对预防癌症，特别是白血病效果显著。

不少研究表明，姜黄素可以抑制多种癌细胞的生长，并诱导癌细胞的凋亡。其实，姜黄素还有许多其他方面的保健功效，例如降低胆固醇，减少脏器脂肪沉积，抑制过氧化脂质的合成，从而防止高脂血症的发生。

很多食管癌患者就会问何裕民教授："我可以吃点咖喱吗？家里人不让我吃，说是辛辣的。"何裕民教授每次都会说："你吃点不辣的咖喱，偶尔吃一次，里面有姜黄素，挺好的，但是我让你吃点可以，不要把我的话当圣旨，天天吃啊！"

"过之而不及"是何裕民教授经常对患者说的话，好的东西有很多，对你好的才是好的。

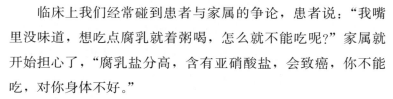
胃口不好，吃点腐乳，可以吗

临床上我们经常碰到患者与家属的争论，患者说："我嘴里没味道，想吃点腐乳就着粥喝，怎么就不能吃呢？"家属就开始担心了，"腐乳盐分高，含有亚硝酸盐，会致癌，你不能吃，对你身体不好。"

腐乳是一种传统发酵豆制品，腐乳的口感与奶酪相似，含有丰富的蛋白质和钙，被国外称为"中国奶酪"。腐乳含有丰富的大豆异黄酮，具有抗氧化活性，能有效地预防和抑制白血病，具有抗肿瘤功效。腐乳通过微生物的发酵作用，提高了大豆的消化率，产生了多种风味物质和功能性成分，使腐乳具有溶血栓、降血压、抗氧化、抗突变等保健作用。

因此，在临床上遇到这种问题，何裕民教授总是会跟患者家属说："偶尔嘴里没味道，吃饭不香，可以配点腐乳下饭吃，它能开胃醒脾，适当吃点是可以的。"

患者主观整体评估（PG-SGA）

表1　患者主观整体评估（PG-SGA）

第一部分　患者自评部分	
1	体重（工作表1） 我现在的体重是＿＿＿＿＿千克 我的身高是＿＿＿＿＿米 1个月前我的体重是＿＿＿＿＿千克 6个月前我的体重是＿＿＿＿＿千克 在过去的2周内，我的体重： 下降（1）　无改变（0）　增加（0） 本项计分：＿＿＿＿＿
2	膳食摄入（饭量） 与我的正常饮食相比，上个月的饭量： 无改变（0）　　大于平常（0）　　小于平常（1） 我现在进食： 普食但少于正常饭量（1） 固体食物很少（2） 流质食物（3） 仅食营养添加剂（4） 各种食物都很少（5） 本项计分：＿＿＿＿＿

第一部分　患者自评部分
3	症状 最近 2 周我存在以下问题影响我的饭量： 没有饮食问题（0） 无食欲，不想吃饭（3） 恶心（1）　　　　　　　　　呕吐（3） 便秘（1）　　　　　　　　　腹泻（3） 口腔疼痛（2）　　　　　　　口腔干燥（1） 味觉异常或无（1）　　　　　食物气味不好（1） 吞咽障碍（2）　　　　　　　一会儿就饱了（1） 疼痛（部位）（3）＿＿＿＿＿ 其他（如情绪低落、经济问题或牙齿问题）（1） 本项计分：＿＿＿＿＿
4	身体和活动功能 上个月我的总体活动情况是： 正常，无限制（0） 与平常相比稍差，但尚能正常活动（1） 多数事情不能胜任，但卧床或坐着的时间不超过 12 小时（2） 活动很少，一天多数时间卧床或坐着（3） 卧床不起，很少下床（3） 本项计分：＿＿＿＿＿

第二部分　医务人员评估部分
5	疾病和年龄（工作表 2） 所有相关诊断（详细说明）：＿＿＿＿＿ 原发疾病分期： Ⅰ　Ⅱ　Ⅲ　Ⅳ　其他 年龄：＿＿＿＿＿ 本项计分：＿＿＿＿＿
6	代谢应激状态（工作表 3） 无应激　　轻度应激　　中度应激　　高度应激 本项计分：＿＿＿＿＿
7	体格检查（工作表 4） 本项计分：＿＿＿＿＿

1 个月内体重丢失	分数	6 个月内体重丢失
10％或更大	4	20％或更大
5％～9.9％	3	10％～19.9％
3％～4.9％	2	6％～9.9％
2％～2.9％	1	2％～5.9％
0％～1.9％	0	0％～1.9％

工作表 2　疾病和年龄的评分标准

分类	分数
癌症	1
艾滋病	1
肺性或心脏恶病质	1
压疮、开放性伤口或瘘	1
创伤	1
年龄大于 65 岁	1

工作表 3　代谢应激状态的评分

应激状态	无（0）	轻度（1）	中度（2）	高度（3）
发热	无	37.2～38.3 ℃	38.4～38.8 ℃	＞38.8 ℃
发热持续时间	无	＜72 小时	72 小时	＞72 小时
糖皮质激素用量（泼尼松/天）	无	＜10 毫克	10～30 毫克	＞30 毫克

工作表 4　体格检查

项目	无消耗：0	轻度消耗：＋	中度消耗：＋＋	重度消耗：＋＋＋
脂肪				
眼窝脂肪垫	0	＋	＋＋	＋＋＋
三头肌皮褶厚度	0	＋	＋＋	＋＋＋
肋下脂肪	0	＋	＋＋	＋＋＋

续表

项目	无消耗：0	轻度消耗：+	中度消耗：++	重度消耗：+++
肌肉				
颞肌	0	+	+ +	+ + +
肩背部	0	+	+ +	+ + +
胸腹部	0	+	+ +	+ + +
四肢	0	+	+ +	+ + +
体液				
踝部水肿	0	+	+ +	+ + +
骶部水肿	0	+	+ +	+ + +
腹水	0	+	+ +	+ + +
总体消耗的主观评估	0	1	2	3

说明：分别描述脂肪、肌肉及液体 3 个部分的人体组成。脂肪、肌肉及体液 3 个部分只需要选择任何一项变化最显著的部分进行测量，取最高分值计算，同项之间不累加评分。

附表 1　PG-SGA 整体评估分级

项目	A 级 营养良好	B 级 轻度-中度营养不良	C 级 重度营养不良
体重	无丢失或近期增加。	1 个月内体重丢失 5%（或 6 个月内体重丢失 10%）或体重不稳定或不增加（如持续丢失）。	1 个月内体重丢失＞5%（或 6 个月内体重丢失＞10%）或体重不稳定或不增加（如持续丢失）。
营养摄入	无不足或近期明显改善。	确切的摄入减少。	严重摄入不足。
营养相关的症状	无或近期明显改善，摄入充分。	存在营养相关的症状。	存在营养相关的症状。
功能	无不足或近期明显改善。	中度功能减退或近期功能恶化。	严重功能减退或近期明显加重。
体格检查	无消耗或慢性消耗，但近期有临床改善。	轻度到中度皮下脂肪和（或）肌肉组织丢失和（或）肌肉张力下降。	明显营养不良体征（如严重的皮下组织消耗、水肿）。

定性评价：营养良好（SGA-A）、轻度-中度营养不良（SGA-B）、重度营养不良（SGA-C）。
定量评价：四项总分相加 = A + B + C + D。
0～1 分：此时不需要干预措施，治疗期间保持常规随诊及评价。
2～3 分：由营养师、护士或临床医师对患者及家属进行教育指导，并针对症状和实验室检查进行恰当的药物干预。
4～9 分：由营养师进行干预，并可根据症状的严重程度，与医师和护士联合进行营养干预。
＞9 分：迫切需要改善症状的治疗措施和恰当的营养支持。

图书在版编目（CIP）数据

生了食管癌，怎么吃 / 孙丽红，梁治学主编. — 长沙 ：湖南科学技术出版社，2024.5

ISBN 978-7-5710-2912-8

Ⅰ．①生… Ⅱ．①孙… ②梁… Ⅲ．①食管癌－食物疗法 Ⅳ．①R247.1

中国国家版本馆 CIP 数据核字(2024)第 098176 号

SHENGLE SHIGUAN'AI,ZENME CHI

生了食管癌，怎么吃

主　　审：何裕民
主　　编：孙丽红　梁治学
出 版 人：潘晓山
策划编辑：梅志洁
责任编辑：白汀竹
出版发行：湖南科学技术出版社
社　　址：长沙市芙蓉中路一段 416 号泊富国际金融中心
网　　址：http://www.hnstp.com
湖南科学技术出版社天猫旗舰店网址：
　　　　　http://hnkjcbs.tmall.com
邮购联系：0731-84375808
印　　刷：长沙沐阳印刷有限公司
　　　　　（印装质量问题请直接与本厂联系）
厂　　址：长沙市开福区陡岭支路 40 号
邮　　编：410003
版　　次：2024 年 5 月第 1 版
印　　次：2024 年 5 月第 1 次印刷
开　　本：880mm×1230mm　1/32
印　　张：6.25
字　　数：126 千字
书　　号：ISBN 978-7-5710-2912-8
定　　价：38.00 元